UNTHINKABLE

AN EXTRAORDINARY JOURNEY THROUGH THE WORLD'S STRANGEST BRAINS

錯把自己當老虎的人

九個擁有最不可思議大腦的奇人，九段非比尋常的生命故事

HELEN THOMSON
海倫・湯姆森

洪慧芳——譯

contents

導論
簡介：大腦的奇特生命
9

不幸事故、奇怪的手術、疾病和基因突變等狀況，往往是幫我們發現大腦各部位有何功效的契機。蓋吉讓我們看到個性與大腦的前方區域緊密相關。所以，那些最奇怪、最獨特的大腦，往往是讓我們更加瞭解自身大腦的最佳教材——這個概念令我深深著迷。

第一章
鮑伯：從未忘記人生中每一天的細節
25

你叫鮑伯回想這輩子某天的經歷，他可以鉅細靡遺地告訴你。「就好像看家庭電影一樣，」鮑伯說：「我回想起過去的某一天時，可以感覺到那天的感受，還有那天的天氣。……所有的感覺都會浮現，我還會記得那天跟誰在一起，甚至我在想什麼、我的觀點或態度——一切都在我的想像中活躍了起來。」

第二章
雪倫：方向感突然消失，不知身在何方！
59

五歲的雪倫告訴媽媽，周圍的一切看起來都變了。她的母親看起來很生氣，雪倫也不明白，為什麼母親不肯幫她？「我不知道這是什麼地方，一切看起來都很不對勁。」她說：「我很困惑。」

母親正眼看著她，以一根手指指著她的臉說：「千萬別讓任何人知道這件事，否則他們會說妳是女巫，把妳燒死。」

第三章
魯本：能夠看到每個人都圍繞著光暈
95

「所以你看到有人穿的衣服顏色會讓你聯想到粗魯時，你可能對他產生反感嗎？」我問道，並低頭看我的藍色洋裝。

「沒錯！」他說：「如果對方穿著很黃的衣服，或是我因為對方的聲音而看到他散發出綠色的光暈，我可能會覺得那個人不太好，因為他們的綠色讓我有某種感覺。」

第四章
湯米：性格一夕切換，從惡棍變大好人
125

二〇一二年九月，湯米因肝病過世。我聽到他的死訊時，把我們過去的所有對話、電郵、信件全拿出來重讀一遍。那封最後收到的電郵，似乎是複習這一切的不錯開端：「海倫，我看著鏡中的自己。我看到一個陌生人，但他看起來很快樂。祝一切都好。」

第五章
希維亞：無盡的音樂幻聽，從來沒有平靜過
159

我問希維亞，她有沒有讓任何人知道她有幻聽。

「沒有，我很少跟外人談起這件事。……我刻意忽視它們，不跟別人談起，因為我不想讓它們變得重要。這是我獲得的最佳建議——它讓我和那些聲音和平共處。」

第六章
馬塔：錯把自己當老虎的人
181

「你覺得自己是老虎時，有照過鏡子嗎？」我問道。
「有，」他說。「我感覺自己是老虎時，看過鏡中的自己，我看到兩個東西。我看到自己變成老虎，我也看見一隻獅子抓著我的頭和脖子。我無法把那個情況合理化，那很可怕。」

第七章
露薏絲：彷彿魂魄脫離了身體
209

露薏絲看來魂不守舍、提心吊膽、疲憊不堪，茫然地看著我們周遭的人。她說，她覺得自己像活在一齣戲裡，她身邊的每個人，包括我在內，都是演員。她感覺自己完全脫離了這個世界。「我可以聽到我在跟妳說話，」她說，「理性上，我知道這是我的聲音，但感覺不像我的，所有的感覺都很不真實。」

第八章
葛蘭：覺得自己是一具屍體
231

「我告訴他們，我已經沒有大腦了。」
葛蘭指著沙發說：「我坐在那裡，就是妳現在的位置。我就這樣坐一整天，坐好幾個月，腦袋空無一物。我什麼也不想做，什麼也不想說，什麼人也不想見，就只是盯著那堵牆，像顆蔬菜一樣。不知怎的，我的身體並未意識到大腦已經死了，但我知道大腦死了。」

第九章

喬爾：超級同理心，他人之痛苦猶如親受 261

在醫院那種環境裡，很難理解喬爾如何保持冷靜。如果一個病人感到疼痛、咳嗽和嘔吐，他會感到自己的肺也縮了起來。病人插管時，管子放入喉嚨的那一刻，他也會感覺到自己的聲帶緊繃。他把針插入病人的脊椎時，也會感覺到針慢慢插入自己的下背部……

結語

結語：沒有什麼是不可思議的 289

我們應該好好享受大腦創造的生命——尤其是那些「不正常」的生命。本書介紹的人物都非比尋常，但我希望讀者對他們的人性感到驚奇，而不是對他們的古怪感到驚奇；我希望讀者因為我們和他們之間的共同點、而非相異處而感到訝異。他們讓我瞭解到，每個人都有一個非凡的大腦。

謝辭 302

附註與資料來源 304

錯把自己
當老虎的人

Introduction

簡介：大腦的奇特生命

不幸事故、奇怪的手術、疾病和基因突變等狀況，往往是幫我們發現大腦各部位有何功效的契機。蓋吉讓我們看到個性與大腦的前方區域緊密相關。

所以，那些最奇怪、最獨特的大腦，往往是讓我們更加瞭解自身大腦的最佳教材——這個概念令我深深著迷。

第一次看到一顆人頭放在桌上，可不是件能夠輕易忘懷的事。最糟的是那氣味——甲醛那令人難忘的臭味——那是用來硬化及保存身體部位的化學固定劑。那臭味衝著你的鼻孔而來，把周遭搞得臭氣沖天。

那不是房間裡唯一的人頭，這裡總共有六顆，每顆切下來的角度略有不同。我眼前這顆頭顱是從下巴的下方切斷，然後再從臉的中央切成兩半。那顆頭來自一位上了年紀的男士，額上深邃的皺紋悄悄地訴說著他長壽的一生。我慢慢地繞著桌子移動時，看到幾根白毛從他的大鼻子裡冒出來，眉毛有些雜亂，顴骨上方有一處小小的瘀青。接著，我突然瞥見厚實顱骨中央的人腦。

它是呈灰黃色的色調，質地讓人聯想起閃亮的奶酪，最外層如核桃般卷曲，表面有一些突起和凹洞，還有狀似嚼過雞肉的絲束，後方有個類似萎縮花椰菜的區域。我想用手指觸摸那絲滑的表面，但現場嚴格禁止碰觸。我只能把頭湊近那顆頭顱看個仔細，過過乾癮，心想他這一生過得如何。我稱他為克萊夫。

大腦真是人類不朽靈魂之所在？

我對人的一生始終充滿了興趣，也許這是我一心想上大學攻讀人腦的原因。畢竟，人生和人腦是密不可分的。我們的各種感覺，經歷或講述的每個故事，都有賴頭顱內那個三磅重的軟塊。

如今這可能是顯而易見的道理，但以前並沒那麼明顯。史上最早提到大腦的是埃及人，他們在名為《艾德溫・史密斯紙草文稿》（*Edwin Smith papyrus*）的外科卷軸上提到了大腦。他們寫道，識別大腦的方法是「撫摸頭部受創的地方，看指尖是否感受到抽動和顫動。[1]」但是當時大家似乎對那個器官沒什麼興趣。頭部受創時，他們會在傷口處倒油，然後測量病人的脈搏，「以衡量他的心臟……目的是瞭解心臟傳來的訊息。」因為當時的人認為心思是儲存在心臟裡，而不是在大腦中。人死後，他們把心臟小心翼翼地保存在體內，以便死者能夠順利轉世，但他們會從鼻孔把大腦一塊一塊地挖出來。

直到西元前三百年左右，柏拉圖才開始思索「大腦是人類不朽靈魂所在」這個概念，從此以後醫界才比較重視大腦。然而，儘管柏拉圖的學說後來影響了許多學者，但他並未說服當代的同儕。連他最優秀的門生亞里斯多德也持續主張，心思是存在心裡。當時的醫生不願剖開人類的屍體，擔心那樣做會妨礙死者的靈魂轉世。所以，亞里斯多德的論點大多從解剖動物作為依據。許多生物剖開後，根本看不見大腦。既然如此，那大腦怎麼可能有多重要的功能呢？

亞里斯多德宣稱，心臟負責承擔理性靈魂的責任，為身體的其他部位提供生命。大腦之所以存在，其功用只是一個冷卻系統，用來調節心臟的「熱度和沸騰」[2]。

（稍後我們會看到，這兩種論點可能都是對的——除非心臟和大腦相互溝通，否則你無法思考或產生感覺。）

西元前三二二年，希臘的解剖學家希羅菲盧斯（Herophilus）和埃拉西斯特拉圖斯（Erasistratus）終於有機會解剖人類的大腦。他們不太在乎靈魂的存在，而是把重點放在基本的生理學上。他們發現了從大腦延伸到脊椎及身體各部位的纖維網路——如今我們稱之為神經系統。

不過，大腦真正開始受到重視，是在古羅馬的競技場內。蓋倫（Claudius Galen）是哲學家、醫生，也是作家。羅馬的法律禁止他為了個人研究而解剖人腦，他必須前往塵土飛揚的競技場，在那裡治療在戰鬥中顱骨被劈開的受傷士兵，並趁機窺探大腦的結構。

不過，真正引起轟動的，是他對尖叫的活豬所做的實驗。他在一大群人的面前，切開連接著喉頭和大腦的喉神經，看著豬隨即安靜下來，現場觀眾無不倒抽一口氣。蓋倫那次實驗可說是史上第一次公開證明，大腦才是掌控行為的器官，而不是心臟。

蓋倫也發現人腦中有四個空腔，後來稱為「腦室」。我們現在知道腦室是含有液體的空間，那些液體可以保護大腦免受撞擊，也避免感染疾病。但蓋倫當時主張的觀點是，不朽靈魂的各方面都在腦室裡漂浮，接著轉為「血氣」，並推送到全身。這種說法特別符合基督教高層的理念，因為他們日益擔心「大腦可為靈魂提供實體基礎」這個觀點。如果靈魂真的存在於那麼脆弱的肉體中，又怎麼可能是不朽的呢？所以把靈魂放在那些「空」的空間中，感覺比較合理。

神經科學的飛速進步

蓋倫的大腦理論流傳了十五個世紀，宗教持續影響那些以蓋倫的理論作為基礎繼續研究的人。例如，笛卡兒曾宣稱身心是分離的，亦即如今所謂的「身心二元論」。他認為心智是非物質的，不遵循物理定律，而是透過松果體（大腦中心一個松果狀的小區域）來完成指令。松果體會移動，釋放出滿足靈魂需求的血氣。笛卡兒之所以提出這個二元論，是為了反駁那些「漠視宗教信仰的人」，因為那些人不相信靈魂是不朽的，又無法以科學加以證明。

不過，後來事情的發展開始變得有趣起來，那是發生在十七世紀牛津市那些煙霧瀰漫的髒亂街道上。在牛津大學裡，足智多謀的年輕醫生湯瑪斯．威利斯（Thomas Willis）正磨著手術刀。

他在眾多解剖學家、哲學家、好奇大眾的面前，剖開了人體和大腦，並解說複雜的人體結構。英王查理一世允許他解剖市內被判死刑的任何罪犯。拜國王之賜，他得以繪製詳盡的人腦圖，據說他還因此「開頭顱開上癮了……」[3]。

我之所以提到威利斯，是因為他開始確立了「人類身分與大腦相連」的概念。他開始把病人生活中觀察到的行為變化與屍檢時發現的大腦異狀搭配在一起。例如，他發現後腦勺（靠近小腦）疼痛的人，也有心臟疼痛的問題。為了證明兩者之間的關聯，他解剖了一隻活狗，夾住其大腦和心臟之間的神經。狗的心臟因此停止跳動，差點當場喪命。威利斯接著研究大腦的化學物質如何影響生活的其他面向，包括做夢、想像、記憶等等。他稱那個專案為「神經學」。

十九世紀，德國的解剖學家弗朗茲．約瑟夫．加爾（Franz Joseph Gall）提出「局域化」的概念，把我們對大腦的認知又進一步推向現代的理解。他說，大腦是由許多區域組成的，每個區域負責一種基本的能力或作用，包括詩歌才華、謀殺衝動等等。他也認為顱骨形狀可決定一個人的性格。加爾有個朋友有一雙突出的大眼，記憶極佳又擅長多國語言。加爾因此認為，主導那些能力的大腦區域肯定位於眼睛後方，而且那些部位已經長得很大，大到把眼球向外推。儘管後來顱相學遭到質疑，但加爾提出「大腦是由不同區域組成」的概念確實有先見之明——在某些情況下，他甚至準確地指出那些區域主導的功能。例如，他認為「歡愉器官」是位於頭部的前端，就在眼睛上方。多年後，神經學家刺激那個區域時，發現病人會大笑起來。

加爾的觀察開啟了大腦的新時代：有別於前幾世紀那些哲學導向的科學。後來，大眾接受原子和電的概念後，終於拋棄了以前的血氣概念。神經不再是驅動靈魂欲望的空洞管道，而是充滿腦電活動的細胞。

十九世紀的科學家主要是以通電刺激的方式，來找出每個大腦區域的功能（這無疑是因為他們可以用自己的名字來為那些區域命名），但二十世紀中期到後期的科學家比較注意這些區域之間的相互溝通。他們發現，相較於任一區域的行為，不同區域之間的溝通對複雜行為的影響更大。功能性磁振造影（functional MRI）、腦電波圖（EEG）、電腦斷層掃描（CAT scan）讓我們可以更細膩地觀察大腦，甚至觀察大腦努力運作時的活動。

透過這些工具，我們現在知道，在顱骨內搏動的那個三磅重組織裡，有一百八十個不同的區域。

現在讓我們回到英國布里斯托大學（University of Bristol）的解剖室，我的任務是深入瞭解每個大腦區域。

大腦會出問題不足為奇

我盯著克萊夫看時，可以輕易發現人腦中最容易辨識的區域：大腦皮質（cerebral cortex）。它構成人腦的外層，而且分成兩個幾乎一樣的半球。我們常把大腦皮質分成四個腦葉，它們一起負責所有重要的心理功能。你觸摸前額時，那個最接近手指的部位是「額葉皮質」（frontal cortex），那裡讓我們做決策、掌控情緒、幫我們瞭解他人的行為。它賦予我們性格的各種面向，包括抱負、遠見、道德標準等等。你把手指往耳朵的方向移動、移向頭部的任一側時，手指最接近的部位是「顳葉」（temporal lobe），那裡幫我們瞭解字詞和語言的意義，並賦予我們識別人臉的能力。手指往上移到頭頂時，最接近「頂葉」（parietal lobe），那裡與許多感覺及語言的某些方面有關。大腦下方接近頸背的部位是「枕葉」（occipital lobe），它的主要功能是視覺。

大腦的後方有另一個「小型的腦」，狀似花椰菜，那是「小腦」（cerebellum），它是我們平衡、運動、姿勢的關鍵。最後，如果你輕輕扳開兩個腦半球（有點像扳開桃子以顯示裡面的桃核），你會看到腦幹（掌控每次呼吸和心跳）及視丘（猶如大腦的中央車站，負責來回傳遞資訊到其他區域）。

大腦中充滿了細胞，名叫「神經元」，它們小到肉眼看不見。那些細胞就像老式電話系統的電線，以電脈衝的形式把資訊從大腦的一邊傳到另一邊。神經元像樹枝一樣向外伸展，各自與相鄰的神經元連接起來。這類連接很多，如果你每秒數一個，需要數三百萬年才數得完。

現在我們知道，心智是源自於這些神經元任一刻的實體狀態。我們從這種混亂的活動中衍生出情緒，塑造了性格，激發起想像。這可說是人類已知最特別又複雜的現象。

因此，有時大腦出問題也不足為奇。

最奇怪、最獨特的大腦

復古攝影的愛好者傑克．威爾格斯（Jack Wilgus）和貝芙麗．威爾格斯（Beverly Wilgus）已經不記得他們當初是如何取得一張十九世紀的照片。那張照片裡的男子看來相貌堂堂，但臉部有缺陷，他們稱他為「捕鯨人」，因為他們以為他手裡握的那根竿子是魚叉的一部分。那個男子緊閉著左眼，所以他們為他編了一個故事：捕鯨人與一頭憤怒的鯨魚奮戰，導致一眼失明。後來，他們發現那根竿子不是魚叉，而是一根鐵棒，那張照片裡的人是費尼斯．蓋吉（Phineas Gage）。

一八四八年，二十五歲的蓋吉在開闢鐵路路基時，突然被身後的騷動所吸引，因此轉頭看是怎麼回事。他一轉頭，手上那根用來填裝炸藥的鐵棒敲到了石頭，擦出火花，意外引爆了炸藥。那根鐵棒因此穿過其下巴，經過眼睛的後方，穿透左腦，從顱骨的另一側飛了出去。儘管蓋吉後來奇蹟般生還了，但從此以後性格丕變。以前的他是個開朗友善的年輕人，事故發生後，他變得凶悍粗魯，動不動就飆髒話。

阿隆佐．克萊蒙斯（Alonzo Clemons）年幼學步時，在浴室的地板上滑倒，導致頭部受創，日後造成嚴重的學習困難及智商低落，以至於無法讀寫。然而，後來他卻展現出驚人的雕刻能力。任何動物只要讓他稍微看幾眼，他就可以利用手上的任何素材（黏土、肥皂、焦油）塑造出栩栩如生的動物雕塑。醫生診斷出他罹患後天性學者症候群（acquired savant syndrome），那是一種罕見又複雜的失調症狀，大腦受損反而強化了患者在藝術、記憶或音樂方面的天賦。

另一位患者ＳＭ（這是科學界給她的代稱）曾遭人用槍口抵住威脅，也曾兩度遭人持刀脅迫，但她未曾感到一絲恐懼。事實上，她的身體沒有感受恐懼的能力。罕見疾病「類脂質蛋白沉積症」（Ubach-Weithe disease）使她的杏仁核逐漸硬化。杏仁核是大腦核心深處的兩個杏仁狀結構，負責產生恐懼的反應。在缺乏恐懼下，她天生的好奇心使她毫不猶豫地接近毒蜘蛛；不顧自身安危地跟搶匪對話。她在花園裡遇到致命的毒蛇時，甚至直接把蛇撿起來扔掉。

我攻讀完學位時已經明白，不幸事故、奇怪的手術、疾病和基因突變等狀況，往往是幫我們發現大腦各部位有何功效的契機。蓋吉讓我們看到個性與大腦的前方區域緊密相關。學者症候群的研究推進了我們對創意的理解。即便是今天，科學家仍持續想辦法驚嚇SM，以期瞭解如何治療那些恐懼過度的人。所以，那些最奇怪、最獨特的大腦，往往是讓我們更加瞭解自身大腦的最佳教材——這個概念令我深深著迷。

發掘大腦最不可思議的面向

當然，不久之前，擁有一顆不尋常的大腦可能會害你被送進精神病院。「精神疾病」這個詞已經沿用了兩百多年。在這個詞出現以前，大家把任何奇怪行徑都視為瘋狂舉動，並歸咎於其他事物，諸如詛咒、中邪或體液失衡[4]。如果你住在英國，展現那樣瘋狂的行徑，可能會被送去伯利恆醫院（Bethlem Hospital），俗稱瘋人院（Bedlam）。邁克・傑（Mike Jay）在著作《瘋狂演化史》（*This Way Madness Lies*）中提到，伯利恆醫院是典型的十八世紀瘋人院，十九世紀變成精神病院，如今則是二十一世紀精神科醫院的典範[5]。

醫院的不同樣貌，反映出社會對於治療奇怪大腦，已經經歷了很大的轉變。伯利恆醫院剛成立時，主要的目的是避免那些「瘋子」上街。那些患者有暴力傾向或幻覺，失憶、失語或失去理智。院方把他們和遊民、乞丐、輕罪犯關在一起。

患者在醫院裡獲得一般的治療，那些治療的目的是幫他們恢復健康的體質，做法包括放血、洗冷水澡、吃催吐劑以吐出可能阻礙消化的東西。後來因為英王喬治三世發瘋，才促使大家改變這種態度。喬治三世本來只是罹患胃病，但不久之後開始口吐白沫，出現精神錯亂的跡象。皇室請來牧師法蘭西斯・威利斯（Francis Willis）來為喬治三世治病，他以治療那種疾病著稱。他的方法很直截了當：讓喬治三世下田幹活，幫他穿好衣服，敦促他運動，鼓勵他「樂觀面對」。在三個月內，喬治三世的精神和身體症狀都改善了。於是，醫學界開始認為瘋狂有時是可以醫治的。整個十九世紀，隨著大家以愈來愈理性的方式來解釋心智的運作，精神病院的營運方式也跟著進步。儘管系統不盡完美（拘束衣仍很常見，很多療法以如今的標準來看都太野蠻了），但醫生也開始思考親友可以如何幫助病人、如何建立患者與外界的互動、哪些藥物可以幫忙減輕疼痛及紓解焦慮。二十世紀初，大家開始以「精神疾病」取代「精神錯亂」的說法，醫生開始思考精神失調的背後有什麼生物學的基礎。誠如早年湯瑪斯・威利斯（Thomas Willis）的預測，二十世紀的醫生可以窺探大腦內部，並找出是哪些改變或病變造成那些異常的行為和觀感。

如今我們知道，精神疾病或任何精神異常，可能是腦電活動失靈、荷爾蒙失調、病變、腫瘤或基因突變的結果，有些問題可以修復，有些無法修復，有些則已經不再是問題了。

當然，我們距離完全瞭解大腦的運作還很遠。事實上，大腦所謂的「較高階」功能（記憶、決策、創意、意識等等）都尚未得到令人滿意的解釋。例如，我們可以用一顆簡單的乒乓球，讓任何人產生幻覺（稍後我會教你怎麼做），但我們幾乎無法治療思覺失調症（舊名：精神分裂症）衍生的幻覺。

可以確定的是，奇怪的大腦提供了一個獨特的機會，讓我們得以窺探所謂「正常」的大腦有何奧祕。它揭露了潛藏在所有大腦深處、等著被釋放出來的非凡才能。它顯示我們對世界的觀感不見得永遠不變，甚至逼我們去質疑自己的大腦是否如我們所想的那麼正常。

我拿到神經科學的學位後，決定成為科學記者。我認為，若要發掘奇特大腦的運作新方法，又同時滿足我想瞭解他人的人生及講述精彩故事的熱情，最好的方式就是當科學記者。於是，我在倫敦帝國學院攻讀了科學傳播的碩士學位，接著努力成為《新科學人》雜誌（*New Scientist*）的新聞編輯。

如今，身為自由記者，我為多家媒體撰稿，包括ＢＢＣ和《衛報》。然而，儘管我撰寫了各種健康議題，奇特大腦仍一再吸引我的關注。我參加了多場神經學的會議，大量閱讀科學文獻，收集了成堆稀奇古怪的醫學期刊，只為了獲得罕見大腦的相關研究，哪怕只有一點點的線索也不願錯過。其他主題對我的吸引力，總是不及罕見大腦個案的一半。

但是，研究罕見大腦並不輕鬆，以前那種個案研究的形式已不復見。十八、十九世紀的個案史學家是以豐富的故事來陳述個案，他們用精彩詳盡的方式來描述患者的生平，把個案寫得有聲有色。如今的案例研究則是客觀冷靜的，不帶個人色彩。讀者只知道患者的名字縮寫，患者的特徵消失了，生平也隻字未提。神經學的主體——那顆奇特大腦的主人——對他周圍的科學來說，大致上已經變得無關緊要。

然而，某晚我在辦公室加班時，讀到一篇截然不同的報導。那篇報導是描述一八七八年在緬因州森林的深處首度發現的一種症狀。當地有一小群伐木工人出現一種令人費解的行為，有人請美國的神經學家喬治·米勒·比爾德（George Miller Beard）去調查原因。比爾德實地走訪後，也覺得難以置信，他後來稱那些人罹患了「驚嚇反射煩亂症」（Jumping Frenchmen of Maine）。你只要以一個簡短的口令去嚇一個人，那個人就會馬上聽命於你，並乖乖地執行指令，不管後果如何。你叫他扔出一把刀，他就扔。你叫他跳舞，他就跳。

那篇報導不僅在疾病的描述上引人注目，連第二頁的照片也同樣醒目。照片中顯示一位罹患該病症的女性，她的腿懸在空中，一副飽受驚嚇的樣子。那張照片是在那名女子的家中拍攝的。多年來我讀了無數的科學文獻，那是我第一次在論文中看到案例的照片。

比爾德在森林裡待了數週。在伐木的淡季，伐木工到旅館工作，所以比爾德也住進了那些旅館。此外，他也訪問了那些伐木工的家人和親友，並寫下伐木工的嗜好和人際關係。他試圖從他們的生活中瞭解其大腦的運作。他以那篇論文講述了一個引人入勝的故事。

我凝視著那張照片，心想：要是換成我，在當今的情境下，我會怎麼做。我能不能追隨比爾德的腳步，去造訪那些大腦稀奇古怪的人，從而發掘出人腦中最不可思議的面向？

我想起神經科醫生兼作家奧立佛．薩克斯（Oliver Sacks）曾說：想要真正瞭解一個人，知道他的深度，你需要撇開想要測試他的衝動。在他生活、思考、追求自己的人生時，以開明的方式靜靜地觀察他。薩克斯說，你會因此發現非常奇妙的東西正在運作。

於是，我的目光瞥向眼前那一大疊文獻，那是我長達十年的收集，裡面包括科學界已知最奇怪的大腦症狀。多數的論文僅提到患者的名字字首、年齡和性別。我小心翼翼地把那堆論文從桌上拿起來，攤在我周遭的地板上，坐在那裡讀了好幾個小時。在世界各地，奇怪的事情正發生在一般人身上。我很好奇，那些人過著什麼樣的生活？他們會讓我講述他們的故事嗎？

「造訪魔幻奇境的旅人」

在接下來的兩年間，我走訪世界各地，親自造訪那些大腦很奇特的人。他們都接受過多位醫生和研究人員的測試、掃描和分析，但鮮少公開透露他們的生活。當然，薩克斯做過類似的事，尤其是一九八五年出版的著作《錯把太太當帽子的人》（*The Man Who Mistook His Wife for a Hat*）。在那本書中，他稱那些研究的對象是「造訪魔幻奇境的旅人」[6]。他說，若是沒有他們的故事，我們永遠不會知道那種奇妙的世界觀感可能存在。

我覺得現在是重溫這個概念的好時機，藉此瞭解這三十年來的神經學革命為我們揭示了什麼。這段期間，又出現了哪些魔幻奇境？此外，我也想做薩克斯以前沒做的事。我想把這些個案完全抽離醫院的環境及神經學家的視角。我想從朋友的角度來看他們，融入他們的世界。我想問科學家迴避的問題，聆聽他們的童年故事，瞭解他們如何找到真愛，如何以異於常人的大腦在這世間遊走。我想瞭解他們的生活和我的生活有什麼不同，我想知道大腦究竟可以神奇到什麼程度。

我的探索之旅從美國出發，我造訪了一位電視製作人，他從未忘記人生中每一天的細節；我也造訪了一位永遠處於迷路狀態的女性，她連在自己家裡也會迷失方向。在英國，我訪問了一位老師，她覺得她的記憶不像自己的；我也訪問了某位前科犯的家人，那個前科犯在一夜間性格丕變。接著，我飛到歐洲和中東，去見一位覺得自己是老虎的男子，一個永遠活在幻覺中的女人，一位可以看到不存在色彩的年輕記者。我也訪問了一位名叫葛蘭的男子，他有三年的時間一直覺得自己已經死了。

我親自拜訪了那些與奇特大腦相處多年的人，也造訪了幾位以前一直對外保密，沒讓外界知道自身狀況的人。過程中，我接觸到一些非主流的科學家，他們試圖解開有關現實的本質、光暈的存在、人類記憶的極限等問題。在這趟旅程接近尾聲時，我拜訪了一位大腦非常奇怪的男人，而且他還是醫生，他的奇妙大腦改變了我看待大腦的方式。

剛啟動這趟旅程時，我原本擔心自己能不能理解這些人的獨特生活。後來我發現，把他們的生活放在一起比較時，我反而可以看清楚大腦正常運作時的全貌。透過他們的故事，我發現大腦是以出乎意料、甚至巧妙又驚人的方式來塑造我們的生活。但那些故事也讓我瞭解到，我們如何塑造永不消逝的記憶，如何避免迷失方向，以及死亡是什麼感覺。他們教我如何在瞬間變得更快樂，如何產生幻覺，如何做出更好的決定。我也學會了如何培育幻肢，如何看到更多的現實狀況，以及如何確認我還活著。

我不太確定那些能力是何時出現的，也許是我開始看到虛幻人像的時候，或是我發現如何聆聽眼球轉動聲音的瞬間。不過，在波士頓的暴風雪和阿布達比某個塵土飛揚的駱駝賽道之間，我突然領悟到，這場探索之旅不僅是在瞭解世上最特別的大腦，也是在發掘我自己的祕密。

後面講述的故事中，有些是最近發生的，有些是發生在幾百年前。所以這趟旅程不是從二十一世紀啟程，我們先回到古希臘的某場宴會上，就在一場可怕的災難即將降臨的前幾刻。

Chapter 1

鮑伯：從未忘記人生中每一天的細節

你叫鮑伯回想這輩子某天的經歷，他可以鉅細靡遺地告訴你。

「就好像看家庭電影一樣，」鮑伯說：「我回想起過去的某一天時，可以感覺到那天的感受，還有那天的天氣。……所有的感覺都會浮現，我還會記得那天跟誰在一起，甚至我在想什麼、我的觀點或態度——一切都在我的想像中活躍了起來。」

西元前五〇〇年，詩人賽莫尼底斯（Simonides of Ceos）坐在一個大宴會廳裡，但他吃得並不開心。他對那場宴席的主人斯科帕斯（Scopas）氣憤難平，耿耿於心。斯科帕斯是家財萬貫的貴族，他請賽莫尼底斯為他寫一首詩，並承諾付一大筆錢，他剛剛已經對賓客朗誦過那首詩了，卻拒絕支付全額費用，理由是那首詩花了太多篇幅描述神話中的雙胞胎卡斯特（Castor）和帕勒克（Pollux），提及他最近成就的字句不夠多。

賽莫尼底斯用餐到一半時，突然接到消息，說有兩名年輕人在外面等他。他及時離開那棟建築，沒想到，他一跨出門，宴會廳的屋頂就塌了下來，活埋了屋內的每個人。他找不到那兩個年輕人，所以後來有傳言指出那兩人其實是卡斯特和帕勒克，他們救了賽莫尼底斯一命，以答謝他對他們的信任。

隨著崩塌現場恢復平靜，瓦礫也移走後，顯然當初在廳內的人都被壓得面目全非，難以辨識身分。罹難者的親友前來廢墟搜尋遺體時，賽莫尼底斯也在現場勘查毀損的狀況。他閉上眼睛，回想他之前坐的地方，想像賓客在他的周遭用餐，斯科帕斯坐在桌子的最前面。突然，他意識到他可以回想起每個賓客的確切座位，藉此辨認屍體。從那一刻起，賽莫尼底斯開始解開記憶的祕密。

擁有完美記憶究竟是什麼感覺

希思羅機場擁擠、悶熱又吵雜，我坐在那裡等著登上航程十二小時的延遲班機。為了打發時間，我看著兩個孩子在我面前的地板上玩遊戲。他們逐一翻開紙牌，以顯示牌面上色彩繽紛的動物。翻到兩張相同的牌時，就可以保留那兩張牌。我在一旁也順便在腦中跟著他們玩。

一開始思索這趟研究之旅的首位拜訪對象時，人選並不難決定。我回顧我擔任科學記者這幾年來所遇到的每位特殊人物，立刻想到鮑伯——醫學文獻中描述他能夠記住生命中每一天的細節。

我經常想起鮑伯。

那個月的早些時候，我盯著廚房流理台上一堆奇怪的食物時，不禁想起鮑伯。那是週日下午，我請我先生艾利克斯出門去買點東西。我請他買些橘子、義大利麵和一顆大蒜。二十分鐘後，他卻帶著三根香蕉、一顆洋蔥和一些狗食回來。我心想，記憶真是奇妙，這不是我第一次有感而發。

一週前，我又想起鮑伯。當時我才剛進辦公室，突然想到我把水壺放在瓦斯爐上燒，忘了關瓦斯，而且我確信我忘了關。我一再回想當天早上經歷的事情，但我就是想不起來我有沒有關瓦斯。我想像蒸汽從壺嘴冒出，看到開水沸騰及蒸發，直到水壺裡的水都燒光了，火焰繼續燒著乾燥的壺底。我急忙衝回家，心想我回到家時，屋內應該已經燒成廢墟、冒著煙。儘管我回到家門前時，樓面看起來還很平靜，我還是急忙衝進廚房，結果看到水壺靜靜地放在沒有點燃的爐台上。

我坐在那裡看著那兩個孩子不斷地翻牌時，也想起鮑伯。

那些對我們日常生活如此重要的事情，卻往往在想破頭後，依然毫無記憶，我覺得很奇怪。為什麼我還記得第一次堆雪人的情景、七歲的生日蛋糕、或是二十年沒見的友人電話，卻不記得其他攸關當下福祉的更重要記憶，彷彿那些事情從未發生過似的？我一生中有多少時間是用來記憶那些我已經遺忘的事情？例如，我把鑰匙放在哪裡，我是否餵過狗了、何時倒垃圾、下樓的目的。當然，我很樂於永遠忘記一些生活瑣事，但有更多的事情是我希望能記住的。所以，拜訪鮑伯，瞭解擁有完美記憶是什麼感覺，顯然是這趟研究之旅很合理的起點。

長期記憶是看似無限的儲藏庫

你曾想過記憶究竟是什麼嗎？幾百年來，科學家一直在尋找答案。一九五〇年代，亨利．莫萊森（Henry Molaison）的出現為破解這個問題帶來了一線曙光。

莫萊森從小長得俊俏，頂著一頭深色鬈髮，下巴輪廓分明，前途無量。但他注意到有人騎著單車急馳過來時，反應慢了半拍。他的癲癇發作是不是那場事故引發的，始終不得而知。總之，他二十七歲時，癲癇已經變得非常嚴重，導致他無法工作。一九五三年，莫萊森同意接受一種前所未有的實驗技術。醫生為了治療癲癇，在他的大腦中鑽了幾個洞，抽出引發癲癇的區域——大腦兩側名叫「海馬迴」的海馬狀區域。那次手術很成功，大致上治癒了癲癇，卻產生一個很糟的副作用：他再也無法形成有意識的長期記憶。儘管他腦中保留了手術前發生的大量資訊，但動完手術後，他在三十秒內便忘了剛剛發生的事情。

年輕的研究生蘇珊．科金（Suzanne Corkin）造訪了莫萊森，並開始研究他。她後來寫了一本書，描述他們之間的友誼，她在書中提到莫萊森是個樂於學習的人[1]。她說，活在只有三十秒記憶的世界裡，他不會因為擔心過去或規劃未來而感到焦慮。隨著科金的研究從數週延長到數月，一件意想不到的事情發生了。

這一切是從科金和她以前在麥普萊斯大學的指導教授布蘭達．米納爾（Brenda Milner）讓莫萊森看一幅五芒星的素描開始的[2]。接著，她們請他用鉛筆描出那個圖案的輪廓，但只能從鏡子裡看著他畫圖的那隻手和鏡子內的星星圖案。你可以自己試試看：那其實不容易做到。但隨著時間推移，莫萊森畫得愈來愈好，儘管他根本不記得自己之前畫過。由此可見，他還是可以保留對動作的長期記憶。他的獨特大腦提供了第一個基本證據，證明特定類型的記憶是在大腦的不同區域處理，也指出那些記憶可能儲存的地方。後續的四十六年間，科金持續和莫萊森定期相見。雖然對莫萊森來說，每天他們的對話都像第一次見面，但他告訴科金：「這很有趣，可以活到老學到老，我活到老，妳學到老。[3]」

距離莫萊森動大腦手術半個世紀後，科學家仍在爭辯記憶的確切性質。多數科學家認同記憶分三種：感官記憶、短期記憶、長期記憶。感官記憶是率先進入大腦的記憶，只存在一瞬間——剛好足夠你感知周圍的環境。衣服和皮膚的接觸，空氣中營火的味道，外面車輛的聲音等等都屬於這一類。但除非我們注意到那種記憶，否則它一下子就永遠消失了。十秒前，你不會注意到襪子碰到腳的感覺。那感覺傳到你的大腦後，馬上就消失了。但現在你又無法不想襪子了，因為我剛剛提到襪子，把那個感官記憶推進成短期記憶。

短期記憶是你對當前事件的記憶，亦即你當下思考的事情。你隨時隨地都在使用短期記憶，只是你沒意識到罷了。例如，你記得這句話的句首講什麼，所以讀完整句時，你可以理解整句話的意思。據說短期記憶的容量有限，一般只能記住七項東西，並在腦中存續十五到三十秒。不過，只要多複誦幾次，你就可以把它們轉變成長期記憶。長期記憶是看似無限的儲藏庫，可以長期儲存回憶。

這可以說是我們最重要的記憶類型，它讓我們在腦海中回到過去及預測未來。聲稱記憶讓我們理解這個世界，絕不誇張。電影導演路易斯・布紐爾（Luis Bunuel）在自傳中以一句話精闢地道盡了記憶：「沒有記憶的生活根本不是生活……我們的記憶是我們的精神脈絡、理智、感覺，甚至是我們的行動。少了記憶，我們什麼也不是。[4]」

尋找驚人記憶的極限

所羅門・舍雷沙夫斯基（Solomon Shereshevsky）的總編很生氣。他剛和擔任記者的舍雷沙夫斯基開完新聞會議，並在會中對舍雷沙夫斯基提出一長串的指示，包括他需要採訪的人、一則突發新聞的資訊、他必須造訪的位址等等。然而，舍雷沙夫斯基一如既往，什麼筆記也沒寫。總編實在氣不過，覺得他需要說點什麼，便把舍雷沙夫斯基叫進辦公室，命他坐下，並為了他那種吊兒啷噹的態度訓了他一頓。舍雷沙夫斯基倒是理直氣壯，覺得自己被罵得莫名其妙。他說，他根本不需要做筆記，接著便逐字複述總編開會時提到的複雜指示。

總編一聽，大吃一驚，並說服他去造訪俄羅斯的心理學家亞歷山大．魯利亞（Alexander Luria）。魯利亞發現，舍雷沙夫斯基之所以能夠鉅細靡遺地記住一切，是因為他有聯覺（synaesthesia）。正常情況下，每種感官知覺是各自獨立的，聯覺是指一個人可以同時體會到幾種感覺相伴出現。例如，品嘗檸檬時也聽到鈴聲；想到某個數字時也看到紅色。我們在本書中會多次看到這種實例。舍雷沙夫斯基的聯覺是，你叫他記住一個字時，他會同時嘗到及聽到那個字。所以以後回想起那個字時，他有好幾個觸發因素可以提醒他。舍雷沙夫斯基的想像力非常生動，在某次實驗中，他可以想像一手放在爐子上，一手放在冰塊上，藉此提高一隻手的溫度，同時降低另一隻手的溫度。

魯利亞從一九二〇年代開始測試舍雷沙夫斯基，並持續了三十年。根據記錄，舍雷沙夫斯基的記憶實在太驚人了，魯利亞最後終於放棄尋找那驚人記憶的極限[5]。

雖然很少文獻提到這種先天記憶強大的人，不過倒是有不少文章提到那些後天學會驚人記憶力的人。

以喬治．科塔諾斯基（George Kotanowski）為例，他十四歲開始學西洋棋，三年後成為比利時的西洋棋冠軍。他也可以在裁判告知下，蒙眼記住對手的棋步。一九三七年，他蒙著眼睛同時下三十四盤西洋棋，創下世界紀錄。他的對手沒有蒙眼，但他仍在三十四盤棋中贏了二十四盤，剩下的十盤是和局。這項記錄至今無人打破。

這個記錄雖然驚人，但科塔諾斯基的記憶力並不是先天優於你我。他學了一些古老的棋局技巧，像是記憶術。記憶術是幫你把想學的東西與更有趣好記的東西（例如有趣的圖片、押韻或小調）聯想在一起的技術。

所以，我第一次聽到鮑伯這號人物時，猜想他肯定也是採用類似的技巧。但不知怎的，鮑伯的情況就是不太一樣。畢竟，我們每天沒有那麼多的時間可以利用押韻和小調來記住當天發生的一切細節。我查詢醫學文獻，想找有沒有人跟鮑伯有類似的情況，結果發現以前根本找不到這種鉅細靡遺記住日常細節的例子。

直到最近幾年美國神經生物學家詹姆斯．麥高夫（James McGaugh）收到一封奇怪的電子郵件，才讓這種奇特的現象曝光。

什麼事情都牢牢記住

二〇〇一年，麥高夫在辦公室裡走動時，突然聽到電腦「叮」了一聲，發出來信通知。那是一位女士發來的電郵，她在網路上搜尋「記憶」時，偶然看到麥高夫的名字。那女士名叫吉兒．普萊斯（Jill Price），是加州某校的行政人員。她告訴麥高夫，她有奇怪的記憶問題，想跟他見面談談。麥高夫是學習和記憶領域的專家，但已經從杏壇退休。所以，他在回信中，只介紹普萊斯去一家專門的記憶診所看診。普萊斯馬上回信說：「不，我想跟你談談，因為我什麼事都牢牢記住，啥事也忘不了。」

我只是希望你能幫助我。我今年三十四歲，從十一歲開始，就有驚人的回憶力，可以回想起過往的一切，而且不只是籠統回憶而已……你可以在一九七四年到今天之間隨便挑一天，我就可以馬上告訴你那天是星期幾，那天我做了什麼，是否發生什麼大事……我無意間在電視上看到某個日期時，就會自動想起那一天，想起那天我在哪裡、做什麼、是星期幾等等。那種回憶根本停不下來、無法掌控、搞得我筋疲力竭[6]。

那年春天的某個週六早上，普萊斯來到麥高夫的實驗室。麥高夫從書架上取下一本大書，隨意翻到某頁。那是他前一年收到的耶誕禮物，裡面收錄了上個世紀每天的剪報內容。麥高夫從普萊斯的一生中隨機挑了一個日子，問她那天發生了什麼事。

麥高夫跟我聊起他首度見到普萊斯的經驗，他說：「她的回應相當驚人。我隨便舉一個事件，她可以告訴我發生的日期及星期幾。或者，我隨便挑一個日期，她可以告訴我那天發生了什麼事。」

麥高夫也請她說出最近二十一年的復活節日期，她不僅完全答對了，還告訴他那幾天她做了什麼。更驚人的是，她還是猶太人（譯按：猶太人是過踰越節，踰越節和復活節的日期都不固定，但兩者時間相近）。

這只是某種把戲嗎？難道普萊斯破解了科塔諾斯基那套記憶術，把它用來回憶自己的生活細節？為了找出答案，我決定自學一些記憶技巧。

把東西放在記憶宮殿裡

幾年前，如果你告訴艾利克斯．馬倫（Alex Mullen），他記住一整副牌的時間比繫鞋帶還快，他會說你在開玩笑。他的記憶力沒什麼特別，甚至可能比「常人」的記憶還差。

「後來到底發生了什麼事？」我問他。

「我讀了一本書，」他說，「那本書是《記憶人人hold得住》（*Moonwalking with Einstein*）。」

那是喬許・佛爾（Joshua Foer）的著作。佛爾是一名記者，他最初去採訪「美國記憶大賽」時，原本以為那是「學者的超級盃」[7]。沒想到，他在那裡遇到一群利用古老技巧來訓練記憶力的人。於是，他也跟著開始練習那些技巧，並在翌年拿到美國記憶大賽的冠軍。

馬倫是美國醫學院的學生，深受佛爾的實戰經歷所啟發，也開始練習記憶術。兩年後，他到中國廣州參加二〇一五年世界腦力錦標賽，以第二名擠進決賽。世界腦力錦標賽是由十個記憶項目組成，包括一小時內比誰記的數字多、十五分鐘內比誰記得最多的面孔和名字、或是記住數百個二進制的數字。最後一項比賽通常是速記一副牌，參賽者必須以最快的速度，記住一副洗過的撲克牌順序，這也是馬倫最喜歡的比賽項目之一。那天，馬倫以二十一秒半記住五十二張牌，比原本總分領先的選手楊雁快了一秒，讓他一舉超越楊雁，不僅在分項中奪得第一，也贏得了錦標賽的冠軍。

這些記憶功夫看似驚人，但馬倫說，其實任何人都能做到。他指出：「你只需要打造一個記憶宮殿就好了。」

對不熟悉福爾摩斯的讀者來說，記憶宮殿是你在腦海中想像一個熟悉的實體地點，那個地點可能是你家或你上班的路線（譯按：福爾摩斯說，他之所以破案神速，因為他把大量的信息放在「宮殿」裡）。為了記住許多東西，無論是撲克牌或雜物，你只要在你的記憶宮殿裡穿梭，把每個東西的圖像擺在沿途的特定地方就好了。回憶那些東西時，你只要在腦中沿著原路徑重走一遍，把那些東西逐一撿起來即可。

那是賽莫尼底斯在宴會廳崩塌後所發明的技巧。他利用記憶中的賓客座位來辨識屍體，這招讓他發現：記住任何東西的最好方式，是把東西的圖像依序放在熟悉的位置上。

你可以利用身邊的一些東西來試試看。我現在是坐在家裡的書桌前，所以我試著記住釘書機、茶杯、印表機、筆記本等東西。我選的記憶宮殿是平時上班的路線，所以我把釘書機交給加油站的女士，在我的想像中，她用釘書機把我的收據釘在一起。我把茶杯放在公車站的座位下，以免裡面的茶水溢出來。我把印表機拖到車站，把它交給售票員。接著，我搭上火車，把筆記本塞在兩個座位之間。你不僅需要按順序記住你擺放的東西，還要能夠回頭從反方面逐一背出那些東西。

不過，如果你想記住大量的數字，你需要學另一種技巧。我們的記憶還沒有進化到可以把各種類型的資訊記得一樣牢。對人類生存比較重要的經歷，比較容易存在記憶中。數字對我們當下的福祉來說不是那麼重要，所以人類的數字記憶較差。為了解決這個問題，我們必須把資訊轉換成視覺意象——亦即大腦比較喜歡儲存的圖像。喬納斯．馮艾森（Jonas von Essen）是哥德堡大學的學生，曾是世界記憶冠軍。他告訴我，為了記住一副牌，他是把每張牌和一個圖像聯想在一起，然後把那些圖分成三組，再把那三組圖放在記憶宮殿中。對他來說，紅心4、紅心9、梅花8會立刻變成福爾摩斯一邊吃漢堡、一邊彈吉他的圖像。

馮艾森嘗試這項技巧後，馬上發現他可以「記住比我想像還多的東西」。明年，他希望能打破記憶圓周率的世界紀錄——他的目標是記到小數點後面第十萬位。

我不禁納悶，這真的那麼簡單嗎？任何人都可以靠這招變成記憶冠軍嗎？還是那也涉及其他的訣竅？倫敦大學學院的研究員想知道答案，所以他們掃描了世界腦力錦標賽中十位記憶力最強的參賽者。這類測試通常也會掃描年齡相仿、但記憶力普通的人作為對照組。研究人員希望從腦部觀察中發現，記憶力超強的人是否大腦結構上有什麼差異，所以才展現出如此驚人的才華。

研究人員要求參試者記住三位數的數字時，結果一如所料，記憶超強者的表現遠比對照組好。但在記憶雪花的特寫照時，兩組的表現都不太好。我問那項研究的首席研究員艾莉諾·馬圭爾（Eleanor Maguire）是否發現了什麼。她說，他們的測試無法證實兩組之間的智力差異，也看不出大腦結構上有什麼異常。但兩組之間確實有一個重要的區別：在回憶數字時，記憶超強組似乎比較喜歡動用三個跟空間意識和導航有關的大腦區域[8]。換句話說，那些記憶超強者之所以比較擅長記憶，純粹是因為他們在自己的記憶宮殿裡遊走。

「這招每次都管用嗎？」我問馮艾森，「你從來不會遇到腦袋突然一片空白嗎？」

「不會。」他說，「只要把東西放在記憶宮殿裡，就一定可靠。」

天生就無法忘記任何事情

對麥高夫來說，問題在於普萊斯似乎完全沒動用那些記憶技巧。普萊斯一再表示她的記憶是自動的，沒動用什麼技巧。那些記憶的浮現就像電影畫面一樣湧入腦海，充滿了感情，不受意識控制。麥高夫相信她的說法，並指出普萊斯每次回答他的問題都是「馬上脫口而出，未經深思熟慮」。

後續五年，麥高夫仔細研究普萊斯的記憶有多特別。幸好，她從十歲到三十四歲都寫下詳細的日記，這讓麥高夫的團隊得以驗證她對數千件個人事件的描述。

後來他們發現，儘管普萊斯對個人經歷有驚人的記憶，但其他類型的記憶卻不是那麼擅長。她不會比同齡者更擅長記住一長串數字或擺在桌上的東西。她求學時的成績也不是特別突出，她說她覺得記住事實和數字很難。所以，普萊斯沒有過目不忘的記憶，她只是有特別的自傳式記憶，這點著實出人意料。

麥高夫也很好奇，為什麼普萊斯對往事的記憶如此鮮明，但其他類型的記憶卻如此平凡。當時據他所知，沒有人像她那樣，也沒有科學文獻提過這種過人的記憶形式。他說，那就像推理小說：為了找到更多的線索，他需要更多的證據，那表示他需要更多的實例。於是，他發表了一篇有關普萊斯的論文，並把那種情況命名為「超強自傳式記憶」（highly superior autobiographical memory，簡稱 HSAM[9]）。他的論文經國際媒體轉載後，為他帶來了大量的來信，那些人都聲稱他們有類似的才能。於是，他和同仁就此展開漫長的測試過程，逐一測試那些人，結果只有五個人通過嚴格的測試，鮑伯就是其一。

回想往事就好像看家庭電影一樣

「抱歉，我遲到了。」鮑伯說，「我忘了這個地方在哪兒了。」

那是洛杉磯的傍晚時分，我有嚴重的時差，連行李都還沒送到旅館。聽他這麼說，我僵硬地笑著回應。

我和鮑伯約在威斯卻斯特（Westchester）的楚斯頓美國小館（Truxton's American Bistro）。我們在吧台區坐下來，各點了一杯啤酒。鮑伯是六十四歲的電視製作人，戴著黑色細框眼鏡，笑容有點歪斜，講話帶點鼻音。他的樣子讓我想起一幅漫畫。

後來我發現，他剛剛講那句話不是在開玩笑，他是真的忘了餐館在哪裡。他跟普萊斯一樣，對自己的往事如數家珍，但是對其他類型的記憶不太在行。你叫他回想這輩子某天的經歷，他可以鉅細靡遺地告訴你。他對四十年前任一天發生的事情記憶猶新，就像昨日的記憶一樣鮮明。那些過往記憶是以豐富、多感官的體驗湧現在腦海中，充滿了氣味、滋味和情感。

「就好像看家庭電影一樣，」鮑伯說：「我回想起過去的某一天時，可以感覺到那天的感受，還有那天的天氣。如果那天的天氣悶熱濕黏，我會記得衣服緊貼著身體，以及那天穿什麼衣服。所有的感覺都會浮現，我還會記得那天跟誰在一起，甚至我在想什麼、我的觀點或態度。有時我會想起小時候的一些事情，然後心想：『哇！我以前真的那樣想嗎？』——一切都在我的想像中活躍了起來。」

服務生帶我們到餐桌時，鮑伯提到他的童年。他來自賓州西部，家裡有三兄弟，他排行老二。他第一次注意到自己的記憶力異於常人時，是在少年時期。他說：「我跟一些朋友聊起小時候發生的事情時，我會說：『對，我記得，那天是二月四日星期五。』」

後來那變得有點像派對上的把戲。「大家常誤解那個現象，叫我『雨人』（譯按：指電影《雨人》中那個有驚人記憶的主角雷蒙），但是那對我來說只是怪癖，就像左撇子一樣。我覺得那不是什麼罕見現象，應該有數百萬人跟我一樣吧。」

我想親自測試一下鮑伯。二〇一三年，我研究一篇有關記憶的文章時，曾透過 Skype 和鮑伯簡短聊了一下。當時，我問他兩年前的二〇一一年十一月七日發生了什麼事。

「好吧，」他說，「妳還記得那天妳做了什麼嗎？」

我想了一下，回他：「不記得了。」儘管那天是我的生日，我依然毫無印象。

「那天是週一。」鮑伯說，「那是我最喜歡的球隊匹茲堡鋼人隊（Pittsburgh Steelers）輸球給巴爾的摩烏鴉隊（Ravens）的隔天。我記得週一那天醒來，我為輸球感到沮喪。當時我在麻州的鱈魚角（Cape Cod）工作，正為一個節目《海釣客》收尾。那天晚上我寫電郵給前女友，她隔天就回信了。」

現在把時間拉回二〇一五年的楚斯頓美國小館，我決定再次詢問鮑伯：二〇一一年十一月七日發生了哪些事。

他馬上說：「那是週一，前一天晚上鋼人隊在一場勢均力敵的比賽中輸給烏鴉隊。當時我在鱈魚角做一個有關漁民出海尋找巨型鮪魚的節目，名叫《海釣客》。當晚我睡不著，寫電郵給前女友，我希望她能回信。隔天早上她確實回信了，收信後的那整天我都很開心。」

我一聽嚇了一跳。他的腦子究竟是怎麼運作的，跟我的腦子有什麼不同？

一張由神經元構成的網狀結構

為了找出答案，我們必須回到一九五〇年代，進入加拿大的蒙特婁神經研究所暨醫院（Montreal Neurological Institute and Hospital）的手術室。我們在那裡可以找到懷爾德．潘菲爾德（Wilder Penfield），他是腦外科的先驅，除了操作手術刀以外，也會搭配電流使用。他對癲癇患者動手術時，會在開腦後，好好把握患者仍清醒的時間，以小電流刺激不同的大腦部位，藉此瞭解患者的不同反應。某次他對一位年輕女子動手術時，以電流刺激患者顳葉內的海馬迴上方區域，患者突然開口說：「我覺得我聽到一個媽媽在某處呼叫她的小孩。那似乎是幾年前發生的事……就在我家附近。」

潘菲爾德一聽，再度刺激那個地方，患者再次聽到那個媽媽呼喊小孩的聲音。他把電流刺激稍微往左移一些時，患者聽到不同的聲音。她說，那是深夜，那些聲音是來自某處的園遊會，那是某種巡迴馬戲團的活動。「他們用好幾輛大貨車把動物拖運到當地。[10]」

潘菲爾德所做的微小刺激，似乎喚起了患者遺忘已久的記憶——就像翻開布滿灰塵的相冊，從中隨意挑選一張照片的感覺。

目前多數神經學家接受的理論是，記憶是存在突觸裡——亦即神經元之間的間隙，神經元相互傳遞電脈衝的地方。電脈衝在兩個神經元之間反覆傳遞時，會強化那個突觸。從此以後，第一個神經元的進一步活動，更有可能刺激第二個神經元。那有點像步行穿過茂密的樹林，愈多人走過相同的路徑時，那條路會變得愈明顯，以後會吸引更多人走那條路。反之亦然，神經元路徑久未使用時會退化，就像道路久無人跡也會消失。這就是我們平常不反覆練習或思考時，久而久之就會遺忘的原因。

這種活動大多發生在海馬迴，但它不是單獨發揮作用。例如，想像有人送你一束花。莫萊森的例子證明，對這種活動形成短期記憶時，不會動用到海馬迴。事實上，這個活動是由負責觸覺、視覺、嗅覺的大腦皮質處理。只有這種活動需要記住超過三十秒時，才會動用到海馬迴，這時我們會看到大腦皮質的相關位置和海馬迴之間的聯繫增強及成長，幫我們把記憶永遠寫入大腦結構中。

海馬迴似乎會把記憶的不同面向黏在一起。事實上，當我們試圖學習新的關聯時，當下海馬迴最活躍的人，後來更容易回想起當初學習的關聯。那就好像他們當初學習時，就設法把兩者黏得更牢一樣。

因此，我常把記憶想像成一張由神經元構成的網狀結構——那些神經元遍布在大腦的不同部位，它們之間的聯繫會隨著時間的推移而強化或減弱。神經元之間的聯繫愈緊密、頻繁時，記憶愈鮮明，日後也愈容易回想起來。那張網一旦破了，記憶也會跟著永遠消失[11]。

你最鮮明的記憶是什麼？

雖然鮑伯的記憶似乎比我的記憶更緊密地交織在一起，但他的記憶也跟我的一樣，對某些日子的記憶比其他日子還要鮮明。對多數人來說，最鮮明的記憶往往帶有某種情感的成分。當我們因為愛、壓力或恐懼——任何輕度刺激——而激動時，大腦會釋出刺激杏仁核的壓力荷爾蒙（杏仁核是兩個杏仁狀的結構，與我們的情緒行為有關）。接著，杏仁核會向大腦的許多區域發送訊息，以增強突觸的強度。基本上，那是在知會大腦的其餘部分：「這些活動很重要，切記！」這也讓我們日後更容易回想起那些活動。

我回想過去最鮮明的記憶時，腦中首先浮現的是二〇一三年在海德公園舉行的邦喬飛（Bon Jovi）演唱會。那是仲夏時節，陽光普照，熱力四射。我和兩位好友同行，現場有義大利氣泡酒普羅賽克（prosecco），洋溢著令人振奮的氣氛，我記得當時特別開心。下一個浮上腦海的鮮明記憶，是我看著大姊在父母的臥室裡，當著父母的面，試穿婚紗。那時我心潮澎湃，情緒激動到需要暫時離開房間。突然間，我腦中的記憶又切換成我在自己的婚禮上，牽著我先生的手，看著外甥和姪子在巨大的帳篷外踢足球，還有我們的朋友在陽光下交流。

我問鮑伯，他最鮮明的記憶是什麼，他的回答令我意外。那不是婚禮、新生兒誕生或痛苦的經歷，而是一般的日子。確切地說，是一九七〇年五月七日。

「那天給我的印象特別深刻。」鮑伯說：「我記得一清二楚。當時我二十歲，在讀大學，也在一家精神病院打工，擔任看護。那年的三月十三日，我在課堂上發表了一些看法，獲得不錯的迴響，所以有人帶我去校本部上演講課。那是美好的春日，我參加了六點的彌撒，因為我必須從七點工作到三點。我記得我走上教堂的階梯時，注意到自己非常開心。之後，我去工作，然後去上保齡球課。我開車回分校去見教授和另兩位學生。我以前從來沒去過校本部，那裡很熱鬧，很美好，我清楚注意到了。我記得那一整天的細節和所有的感覺，還有涼爽的微風拂過臉頰的感覺。那真是美好的一天。」

聽他這麼說，我不禁納悶，為什麼其他人不記得這些平凡的事情呢？難道遺忘有什麼好處嗎？

是記憶的主人還是囚徒？

美國的心理學家威廉．詹姆斯（William James）在十九世紀末說過，如果我們記住所有的事情，多數情況下，那應該會跟什麼都不記得一樣悲慘。

他說，我們的自傳式記憶大多經歷過縮減的過程——亦即忽略那些與往事有關的事實和情感，並概略歸納發生在自己身上的事情。這可以解釋為什麼我不記得自己有沒有關掉燒開水的瓦斯：如果你經常做某件事，你對那件事的記憶會融合在一起。正因為如此，多數細節會淹沒在概略歸納的汪洋中，使我們難以想起那些比較平凡的經歷。後來我學到一個小技巧，可以幫我們記住那些平凡小事：關掉燒開水的瓦斯時，（大聲地）發出不同的動物叫聲。當下你會覺得那樣做很蠢，但是那樣做以後，當你需要回想你是否關瓦斯時，更容易想起你做過那個動作。發出動物叫聲可以避免那段記憶被概略地歸納到類似經歷的汪洋中。

你不會想要每次都那樣做。我們常運用過往的記憶來指引未來的決策。如果我們能回想起過去的所有細節，你光是釐清決策就要花很久的時間。詹姆斯說：「所以，除了某些情況以外，遺忘並不是記憶有弊病，而是記憶很健康又有活力的狀態。[12]」

瞭解這點以後，當我得知普萊斯每天為鉅細靡遺的記憶所苦時，並不訝異。那些記憶導致她憂鬱症發作數次。麥高夫說，她常感到極度悲傷，不斷地想起這輩子最低潮的時期。

一般人通常不會沉溺於過去，但普萊斯的不斷回憶似乎是以一種難以抵擋的方式，把一件事與另一件事串聯起來。麥高夫不知道還有誰跟普萊斯一樣，「既是記憶的典獄長，也是記憶的囚犯。」

我問鮑伯是否見過普萊斯。他說：「沒有，但據我所知，她的記憶似乎令她筋疲力竭。她曾寫過，腦中不斷湧現的記憶一直縈繞在心頭，揮之不去。幸好我不是那樣，我見過有 HSAM 症狀的其他人也不是那樣。」

沒錯，麥高夫研究的那群 HSAM 患者大多不覺得他們的大腦是雜亂的——他們其實還滿喜歡整理記憶的感覺。他們似乎能在恰當的時機從腦中擷取記憶，並為了樂趣或必要而迅速瀏覽過往的回憶。

「但那些痛苦的回憶呢？」我問鮑伯，「清楚記得那些痛苦回憶不是很可怕嗎？」

「當你想起痛苦的往事，感覺好像昨天才發生時，你會明白，如果你只想著那些事情，那有多悲慘。你有一次痛苦的經驗後，下次又遇到類似的情況時，你會回想起過往的記憶，擔心歷史再度重演。但我覺得，清楚記得那些不好的事情有一個好處：你比其他人更容易從錯誤中記取教訓。」

「怎麼說？」

「光是記得所有的細節及犯錯時的感覺，就會讓你心想：『天啊，我不想在類似情況下再吃一次苦頭了。』不過，多數時候，糟糕的日子其實也不是真的那麼糟糕，所以我不會沉溺在那些痛苦記憶中，我喜歡活在當下。」

我們的記憶可信嗎？

我和鮑伯一邊用餐，一邊聊到他求學及早年的生活。

他說：「我記得很多小時候的事情，但不是日期。我記得一些兒時的狀況。我最早的記憶是母親把我抱在懷裡，當時我正在喝奶。」

我最早的記憶也是跟我母親有關。只不過，當時她把我倒掛在樓下洗手間的水槽上方，那次我的百日咳特別嚴重，她想藉此幫我清通呼吸道。我清楚記得，我看到水槽在離我鼻子幾吋的地方，我的身體一下子靠近水槽，一下子又拉開，上下搖晃。我也記得洗手間的狹小空間。後來我問我媽，是否還記得那件事。她說，我生病的那個月，她這樣做過好幾次，那可能只是其中一次。她記得有幾次她不得不把手指伸進我的喉嚨，摳出濃痰——那時我兩歲半。

「你當時是什麼樣子，兩歲，還是三歲？」我問鮑伯。我以為他的最早記憶是指學步期喝奶的時候，但他臉上的笑容讓我不禁愣了一下。

他說：「我覺得當時我是在喝母奶。」

「你在開玩笑吧？」

他笑著說：「我常拿這件事開玩笑，但我覺得這是真的，因為我記得她臉上帶著滿足的表情。我想，那段記憶應該是在我九個月大左右，我當時肯定還是嬰兒。」

這番話引起了我的興趣，九個月大的記憶——這有可能嗎，即使是一個永遠忘不了往事的人？我們最早的記憶頂多只是模糊的迴響。為什麼我們會有「幼年經驗失憶」，目前已經有人提出幾種理論。佛洛伊德當然是把它歸咎於成年人壓抑童年初期那些羞於想起的性幻想——這個理論後來已經遭到質疑。比較可能的原因是，幼年時期，大腦中負責形成記憶的神經元正在生長、成熟及迅速修剪。新的神經元產生時（尤其是在海馬迴），大腦必須清除舊的記憶以騰出空間。多倫多兒童醫院的科學家保羅・弗蘭克蘭（Paul Frankland）讓幼鼠的海馬迴加速生成新的腦細胞，結果發現，幼鼠遺忘的事情變多了。當他做相反的實驗時——使用化療藥物來減緩神經元的生長——這些幼鼠的記憶比一般幼鼠更多[13]。另一種理論是說，嬰幼兒時期缺乏自我知覺和語言技能。但自我知覺和語言技能可能正是把記憶嵌入脈絡，以便成年後回顧的必要條件。

這是否意味著鮑伯九個月大的記憶是假的？

我請教喬治亞州艾默里大學的心理學教授派翠西亞・鮑爾（Patricia Bauer），她是幼年經驗失憶的專家。她說，每個人的最早記憶，年齡各異，而且差異很大，從快滿一歲到九歲不等。所以，她說，我們確實有可能擁有九個月大時的記憶，但是那發生在一般人身上時，我們會懷疑其準確性。「很難說那是單一事件的記憶，而不是由許多類似事件拼湊而成的記憶，更何況我們一生中會看到大量嬰兒哺乳的圖像。」

所以，也許鮑伯的記憶是正確的，也許那是他早年經歷多次類似時刻的顛峰點。無論是哪一種情況，那也帶出了另一個問題：我們的記憶可信嗎？

我們能夠重塑，甚至扭曲記憶

美國共和黨領導人米特・羅姆尼（Mitt Romney）曾向茶黨（Tea Party）的一群支持者提起他參加金禧慶典（Golden Jubilee）的回憶。金禧慶典是美國汽車問世五十週年的慶祝活動，吸引了七十五萬人到場。那場慶典也因亨利・福特（Henry Ford）最後一次公開露面而聞名。問題是，那是在一九四六年六月一日舉行的，比羅姆尼的出生早了九個月。

他說謊嗎？羅姆尼說，他的記憶有點「模糊」，當時他只有四或五歲。事實上，他很可能是聽他父親提起那件事，接著就把那件事植入自己的記憶中，變成他後來認定的真實回憶。

一九九〇年代，研究人員才開始對「虛假記憶」這個概念進行科學測試。當時在華盛頓大學任教的認知心理學家伊莉莎白・羅芙托斯（Elizabeth Loftus）寫了一篇論文，描述其研究團隊對少年克里斯所做的實驗[14]。十四歲的克里斯描述他五歲時在華盛頓逛購物商場的經驗。他對那次經驗的記憶非常詳細，因為他去逛玩具店後就走失了。他找不到家人時，心想：「糟了，麻煩大了。」他記得當時心想，自己再也見不到家人了。最後，一位穿法蘭絨襯衫的禿頭老人幫他和家人重聚。

怪的是，這個故事的多數細節其實從未發生過。那是克里斯的哥哥吉姆和羅芙托斯一起編造的。吉姆對克里斯講述了那個故事的一些基本事實，包括老人、商場等等，但克里斯自己補充了其餘的細節。克里斯的故事顯示，我們可以把完全虛假的記憶植入一個人的腦中。從此以後，羅芙托斯和其他人重複做了那個實驗，把各種虛假的記憶植入人腦中，內容從窒息、差點溺斃到惡魔附身都有。

即使是受過高等教育的大腦，也可以人為操弄。羅芙托斯十四歲時，她的母親在游泳池內溺斃。羅芙托斯四十四歲生日那天，參加了一場家族聚會，一位叔叔在聚會上告訴她，當時她是發現母親屍體的人之一。儘管她以前對母親的過世幾乎沒什麼記憶，但是聽叔叔這麼一說，她對那件事的記憶突然像潮水般湧現。幾天後，羅芙托斯的哥哥打電話給她，說叔叔講錯了，其實是一位姑媽發現他們的母親溺斃了，過去幾天那些鮮明的記憶完全是假的。羅芙托斯無意間在自己的身上做了那個虛假記憶的實驗。

虛假記憶可能會衍生出一些嚴重的後果。一九八九年十一月十五日，十五歲的安琪拉·科蕾亞（Angela Correa）在學校失蹤。幾天後，有人發現她遭到強姦勒斃的屍體。科蕾亞失蹤時，十七歲的學生傑佛瑞·德斯科維奇（Jeffrey Deskovic）正好曠課，警方懷疑他涉有重嫌，把他帶到警局偵訊。經過六小時偵訊後，他終於坦承謀殺。儘管DNA的檢測結果與德斯科維奇的不符，他還是因為供詞而被判有罪及終身監禁。十六年後，新的DNA證據顯示，那起犯罪案的DNA與史蒂夫·坎寧安（Steven Cunningham）的相符。坎寧安當時因另一起謀殺案正在服刑，後來他也招認了科蕾亞那起命案。德斯科維奇終於獲得赦免，釋放出獄。

虛假的供詞可以硬逼出來，你可能對此感到難以置信，但這種情況其實很常見，而且發生頻率出奇的高。美國一個名為「清白專案」（Innocence Project）的活動組織指出，美國有近四分之一的定罪案件是虛假供詞造成的。也許你認為自己不會受到這種操弄的影響，但你會驚訝發現，其實你很難抵擋他人的左右。

最近，羅芙托斯以實驗證明，睡眠不足會使人做出虛假的供詞。她讓學生坦承他們按錯了電腦上的按鈕，以至於電腦清除了最近一週所做的作業。事實上，學生並未那樣做，但實驗前一晚沒睡的學生中，有一半相信他們記得發生過那件事，並簽下自白書。相較之下，前一晚睡得很好的學生中，只有不到五分之一承認有那回事。疲勞、低智商、誘導性的問題等等，都可能幫我們把沒發生過的事情變成記憶。

這些例子顯示出一個非比尋常的現象：我們的記憶一旦形成後，並非固定不變。每次我們擷取一段記憶時，都會強化它的神經迴路，從而加強及鞏固那段記憶，使它留存在腦中更久。但是在擷取記憶的過程中，記憶會出現短暫的可塑性——我們能夠重塑它，甚至扭曲它。

我在想，這難道是鮑伯驚人記憶背後的祕密嗎？他擷取記憶的方式是不是有什麼特別之處，讓他比其他人更精確、持久地強化及鞏固記憶呢？

他們不是更優異，只是比較擅長留住記憶

「是比利・梅爾（Billy Mayer），」鮑伯說：「他們認為他和一個叫卡崔娜・楊（Katrina Young）的女子有關係。當時他的妻子已經離他而去，他們成了朋友，醜聞就是從那裡傳出來的，但從來沒有證據顯示他們真的在一起。大家開始調查這件事，但沒有人能夠證明他們在交往。他並沒有愛上她，但鎮上的人都覺得他們很糟糕……」

當下，我的表情想必看起來很困惑，因為鮑伯的話還沒講完就停住了。

他笑著說：「抱歉，有時我得想想我在說什麼。」

原來鮑伯剛剛是在講荷蘭學院（Holland College），這是一個完全以學校籃球隊「黃金騎士隊」為基礎的社群，是大學體育運動中的一支強隊，參加過多次錦標賽，培養出奧提斯・普奇（Otis Pooky）、以撒・莫斯利（Isaac Moseley）等多位知名運動員。鮑伯是騎士隊最忠實的球迷，因為那支球隊——事實上是整個社群——只存在他的想像中[15]。

那個想像是從他年輕時開始的。鮑伯決定自己打造一支想像的籃球隊。每個球員都住在一個叫「老虎鎮」的地方，他在腦海中自己演繹了整場籃球賽。那支球隊會參加錦標賽，會贏球，也會輸球。他以為自己以後就會停止幻想了，但隨著他的年齡增長，球員也跟著成長。球員努力讀完大學

後，陸續結婚生子。現在，多數球員都有全職的工作，有些人不幸在意外中喪生，有些人因衰老而過世。鮑伯說：「感覺就像我腦海中有一本長達五十年的書。」

如果你覺得這個例子聽起來很像強迫症，那是因為這確實是一種強迫症。鮑伯有很多癖好——他也坦承自己有超級潔癖。他坦言：「如果我的鑰匙掉在地上，我會用熱水不斷地沖洗鑰匙。」

這些類似強迫症的癖好，是麥高夫一直在尋找的重要線索。後來他們很快發現，其他有「超強自傳式記憶」（HSAM）的人都有某種強迫症的傾向。對普萊斯來說，寫日記是她的強迫症——有時她寫的字體很小，而且刻意寫得密密麻麻的，以免自己回顧。有些人則是一再想起自己第一次穿某雙鞋、清潔打掃，或看某個電視節目的時間和地點。他們大多喜歡整理記憶，並以某種方式回想那些記憶。例如，鮑伯遇到塞車時，會回想某個日期最喜歡的記憶，例如五歲之後每年的三月一日，或是回想一九六九年六月以後每天發生的事情。

麥高夫說：「這種強迫症傾向是 HSAM 之謎中非常有趣的部分。」

為了深入探究這個謎團，他從 HSAM 群組中（成員愈來愈多，現在有五十幾人）招募了幾個人來參加各種測試，以探究其心智的其他方面，例如語言流暢度、記住面孔和名字的能力等等。他想看看他們是否也擅長其他事情。

遺憾的是，測試的結果找不出定論。那些有 HSAM 的人就像普萊斯一樣，在其他方面的表現並沒有比同齡人強多少——他們在任何領域都不是特別擅長。

於是，麥高夫改換另一種方法。他請參試者回憶前一週的每一天發生的事情，以及一個月前、一年前、十年前的那週發生的事情。一個月後，麥高夫又要求參試者再次回想那些日期發生的事，以便研究人員比對兩次記憶的一致性。

誠如所料，那些有 HSAM 的人對比較遙遠的過往記憶記得比較清楚。不過，令人驚訝的是，兩組參試者對前一週的記憶，在資訊的質與量上都一樣好[16]。

這足以說服麥高夫相信，鮑伯等人在獲取記憶方面並沒有比你我強，他們不是比較優異的學習者，只是比較擅長留住記憶罷了。

超強記憶與強迫症

麥高夫希望取得更多的線索以破解謎團。於是，他掃描了他們的大腦。在掃描中，他發現九個大腦區域在結構上有些微的差異，包括一個擴大的尾核（caudate nucleus）和殼核（putamen）。這點特別有趣，因為這兩個領域也跟強迫症（OCD）有關。

這是巧合嗎？福爾摩斯說：「宇宙很少如此懶惰。」麥高夫也認為，那應該還涉及其他的因素。

他說，把事件轉化為突觸活動的最初過程中（亦即「編碼」記憶的過程），有 HSAM 的人和常人無異。他們用來擷取記憶的機制也和常人一樣。他們和我們的差異，似乎是發生在編碼和擷取流程之間——我們稱之為「整合」。

麥高夫說，他們的超強記憶力或許是源自於對過去的無意識複述。所以，普萊斯、鮑伯等人不是為了記住過往而主動去記憶，因為主動記憶需要投入相當大的心力。麥高夫認為，他們是習慣性地回想及反思那些往事，而意外地強化了記憶。

他說：「那可能是一種獨特的強迫症。」

撰寫本文之際，麥高夫已屆八十五歲高齡，做了五十幾年的記憶研究，即將退休。他顯然很熱中尋找讓 HSAM 族群擁有如此驚人記憶力的原因。我很好奇，為什麼他會花那麼多的時間，探究那麼特殊的才能。

「他們的影響非同小可。」他說：「他們的大腦肯定是以異於常人的模式運作。」他想知道，究竟是所有的人類祖先以前都擁有那種能力，後來因為沒有留住那些記憶的壓力才喪失那個能力呢？還是那是一種莫名其妙產生的異常基因狀況？「無論原因是什麼，那都很特別。」他說：「那究竟是怎麼回事？那是問題所在，也是我一直追求的目標——去理解那個我們稱之為『大腦』的神奇構造。」

替自己打造一座記憶宮殿

我們用餐結束時，鮑伯對我說的話一直縈繞在我心頭。他說：「擁有完美記憶的一大好處是，能夠記住我失去的東西。」

「我所愛的人還在世時，我一定會盡量記住他們的事情，以便隨時回想起我和他們在一起的時光，就好像昨天才在一起一樣。萬一他們走了，我還是可以感覺到他們在我身邊。我不會覺得他們真的走了，因為我對他們的記憶如此清晰。我可以回到我弟以前的生活，不必像其他人那樣哀悼他，因為我清楚記得我們在一起的時光。我常想起別人，也很珍惜我和他們相處的時光，因為他們一旦走了，就不會再出現了，但我的記憶永遠都在。」

自從見過鮑伯後，我經常想起那段話。我母親診斷出乳癌末期時，那段話激勵我在她生命的最後一年裡，特別把心思放在我們共度的時光上。我希望那些記憶可以永遠保存下來。

我知道我的記憶永遠無法像鮑伯或普萊斯的記憶那麼完美。但馬倫、科塔諾斯基等人證明了一件事：即使我的大腦很普通，我還是可以記住遠比我想像還多的東西——只要為那些記憶打造一個記憶宮殿，那些記憶就永遠不會抹滅。

Chapter 2

雪倫：方向感突然消失，不知身在何方！

五歲的雪倫告訴媽媽，周圍的一切看起來都變了。她的母親看起來很生氣，雪倫也不明白，為什麼母親不肯幫她？「我不知道這是什麼地方，一切看起來都很不對勁。」她說：「我很困惑。」

母親正眼看著她，以一根手指指著她的臉說：「千萬別讓任何人知道這件事，否則他們會說妳是女巫，把妳燒死。」

一九五二年

雪倫在家門前的草坪上蒙著眼睛，幾位朋友在她的周圍跑來跑去，笑鬧著，以避免在捉迷藏中被她逮到。雪倫抓住了一個人的衣袖，扯下蒙眼布，大喊：「抓到了！」

接著，她眨眨眼，環顧四周，突然慌了起

來。那房子、街道，一切看起來都不一樣了。她完全不知道自己身在何方。

雪倫跑到後花園，看到母親坐在草坪的椅子上。

雪倫問道：「妳在這裡做什麼？這是誰家的後院？我在哪裡？」

母親不解地看著她。

「妳怎麼了？」她問女兒：「這是我們家啊！」

雪倫完全分不清楚方向。她告訴媽媽，周圍的一切看起來都變了。她的母親看起來很生氣，她想知道為什麼雪倫覺得那不是自己的家。雪倫也不明白，為什麼母親不肯幫她？

「我不知道這是什麼地方，一切看起來都很不對勁。」她說：「我很困惑。」

母親正眼看著她，以一根手指指著她的臉說：「千萬別讓任何人知道這件事，否則他們會說妳是女巫，把妳燒死。」

現今

「我還記得那一刻，就像昨天一樣。」雪倫在電話中說：「那時我五歲。」

隔天早上雪倫醒來，知道那件怪事又發生了。她說，彷彿牆壁在她睡覺時移動過了。她仍在自己的臥室裡，但房間裡的東西好像都不是放在正確的位置。首先，門的位置好像換到對面了，「我知道那一定是我的臥室，房裡有些東西還是很熟悉，但感覺一切都很不對勁，沒有一個東西擺在我認為該擺的地方。」

雪倫當時並不知道，她的大腦難以將周遭的環境產生精確的腦海圖像。

後來，雪倫這種頓時迷失方向的感覺愈來愈常出現，最後變成天天出現。這導致她在住家附近及學校裡經常迷路。儘管如此，她從未向任何人透露這個問題，而是以天生的幽默感及聰明才智完成了學業，結交了朋友，甚至在沒人知道她幾乎永遠迷路下結了婚。

「我把這個祕密藏了二十五年。」她說。

「二十五年？」

「沒錯，因為女巫那件事。」

從未想過的能力：方向感

雪倫的情況是我遇過最怪的實例之一。她失去了一種我從未想過的能力：方向感。

我第一次得知這種症狀是在醫學雜誌《神經心理學》（*Neuropsychologia*）上[1]。該文的作者好心幫我跟雪倫取得聯繫，雪倫是他見過最嚴重的病例。

我亟欲深入瞭解這種神祕的失調現象，並把雪倫納入這次研究之旅中。所以我寄電子郵件給她，詢問她是否介意我親自去丹佛一趟，登門拜訪。

她回信說：「那太好了！」

我很想在她的家裡見到她，因為她說，即使是自己家裡，她也會在浴室和廚房之間迷路。

我與鮑伯道別幾個小時後，在一家散發著濕衣服和乳酪氣味的發霉汽車旅館內補眠，並在破曉時分醒來，回到機場，睡眼惺忪地飛抵丹佛。

我坐在停車場內，先讓自己熟悉租來的左駕汽車，這時手機響了，是雪倫發來的簡訊：「希望妳可以順利找到我家。萬一迷路的話，可以打電話給我……也許我可以指引妳怎麼走。哈，我在妄想什麼啊！」

我看完簡訊後，不禁露出微笑，接著啟動手機上的衛星導航功能。螢幕閃了一下就當機了，後來我設法讓地圖再次出現，但圖像很暗，也很模糊。儘管我仍有時差，但我還是覺得這些突發狀況很諷刺。

在路上轉錯幾次彎以後，我把車子開進了一個安靜的社區，裡面都是整齊的小公寓。我在迷宮般的街道上行駛，看到雪倫站在陽臺上對我招手。

我把車子熄火，脫掉駕駛鞋，卻不小心啟動了汽車警報器，導致雪倫的左鄰右舍都知道我來了。雪倫打開車門時，我只穿了一隻涼鞋。這不是我想給她的第一印象，但她還是熱情地擁抱我，臉上露出燦爛的笑容。

「終於見到妳實在太好了，妳真可愛！」

雪倫頂著一頭橘紅色的頭髮，梳理成時髦的短髮造型，配上一件亮粉色的襯衫。那兩個顏色與深紅色的口紅相得益彰。她的太陽眼鏡馬上讓我聯想到好萊塢電影中那種有點古怪的奶奶。

我偷偷地穿上第二隻涼鞋，跟著她走到前門，那裡掛了一隻巨大的金屬龍蝦，生鏽的肚子上寫著「歡迎光臨」。

雪倫帶我進屋內，房子是採開放式設計，寧靜祥和，一塵不染。她說要幫我倒杯飲料，我們一起走進廚房，我停下來盯著她的冰箱。冰箱門上貼著一般的紀念品，例如朋友的照片、磁鐵、電話號碼、孫子孫女寫的便條、神力女超人（Wonder Woman）的照片等等，但吸引我注意的是正中央那張大紙。

那是一個義大利青年的照片，看起來相貌俊俏，眉毛粗濃，留著看似三天沒刮的鬍子，望向遠方。那張照片是用一塊磁鐵貼在冰箱上，磁鐵上寫著：「真正的朋友瞭解你的一切……無論如何都會喜歡你。」那張照片的上面有一張更小的照片，那是雪倫和那個人的合影，他們一起坐在餐桌邊，手臂搭在彼此的肩膀上，對著鏡頭微笑。

「那是誰？」我問道。

「伊艾里亞，他是不是很帥？他是如此的溫厚，滿心慈悲，他改變了我的一生。」

腦中沒有地圖可作為依據

朱賽皮・伊艾里亞（Giuseppe Iaria）擔任博士後研究員時，對於導航的方向感特別感興趣。這個興趣是從大學時期開始的，當時他做了一個專案，探索大腦一側受損的人為什麼會失去方向感，難以四處遊走。後來，在英屬哥倫比亞大學任職時，他決定探索為什麼某些正常人的方向感比其他的正常人好。某天，一位中年婦女（這裡姑且稱之為克蕾兒）突然來到他的研究室，抱怨一個奇怪的問題：她老是陷入迷路狀態。

伊艾里亞懷疑克蕾兒是因為其他的病症才失去方向感。他開始逐一幫她排除各種可能的原因。例如，他知道內耳感染會損傷名叫「迷路」（labyrinth）的脆弱組織，使人產生周遭的環境正在移動的感覺。他心想，也許是那個原因，導致克蕾兒迷失方向。我們知道海馬迴涉及許多類型的記憶，而腦瘤、病變、痴呆也會損害海馬迴。難道是那些東西出了問題，導致克蕾兒迷失方向嗎？還是因為罹患癲癇，導致她無法記住方向？腦中突然出現失控的腦電活動時，也可能造成那種現象。伊艾里亞和恩師詹森・巴頓（Jason Barton）花了兩年的時間，才排除各種可能的問題。但他們的測試顯示，克蕾兒的健康狀況良好，毫無病變。

克蕾兒告訴伊艾里亞，她不是失去方向感，而是從未學過那種能力。她回憶道，從六歲起，每次跟母親去超市，母親只要不見蹤影，她就會陷入恐慌。求學期間，她必須跟著姊姊或父母一起走。她未曾獨自離開家門，因為每次出門都會迷路。成年後，克蕾兒已經學會搭特定的公車上班，記住站牌及辦公室附近的醒目地標。但是後來她的工作需要搬到一個不熟悉的地方，她覺得該是尋求專業協助的時候了。

伊艾里亞對這個個案很感興趣。他常遇到因疾病而失去方向感的例子，但從未遇過方向感發育失調（亦即隨著成長而發生）的例子。為了弄清問題的真相，他帶著克蕾兒在當地散步了一會兒。接著，他給她一份詳細的說明，指引她如何獨自重走一遍剛剛的路線。克蕾兒照著指示走，並未出錯。然而，伊艾里亞請她畫一張剛剛走過的路線圖，或她居住的城鎮地圖時，她就畫不出來了。她說，她「腦中沒有地圖可作為依據」[2]。

伊艾里亞把克蕾兒稱為「一號病人」，並把她的症狀命名為「發展性的地形定向障礙」（developmental topographical disorientation disorder）：在大腦毫無受損下，腦中無法生成周圍環境的地圖，因此無地圖可用。

伊艾里亞認為，世上一定還有其他人也有同樣的狀況，所以他架了一個網站，鼓勵大家測試自己的方向感。他也上一個電台的談話節目，去談這種失調的現象。那個現場播出的節目播到一半，他接到一通聽眾打來的電話。

「那簡直就像事先排練好的一樣。」他告訴我：「一個人打電話進來說：『我老是處於迷路狀態，一直是這樣。我跟很多人講過，但大家都不懂我在講什麼，他們覺得是我自己分心，所以後來我也放棄了，不再告訴任何人，反正他們就是不相信我怎麼會方向感那麼差。』」

隨著時間過去，伊艾里亞找到更多有類似狀況的人。有人告訴他：「無論我在同一棟樓裡住多久，腦中還是想不起來洗手間在哪裡。」

雪倫是伊艾里亞接觸的第四個案例。不過，她遇到伊艾里亞時，伊艾里亞已經六十一歲了。

變身為神力女超人

我端著一杯水坐在沙發上，雪倫坐在我對面。

「我們從一開始談起吧，妳從五歲開始就一直處於迷路狀態嗎？」

「不是。」她說：「有時候我的世界很正常，我可以正常地四處遊走。但突然間，整個世界就變了，我會頓時陷入完全迷路的狀態。」

「妳從來沒告訴過任何人？」

「對，所以我乾脆在班上耍寶。我心想，如果我可以站起來逗全班開心，他們就不會知道我的祕密，所以我就變成班上的耍寶王。」

「所以，沒有人注意到妳平常大多是處於完全迷路的狀態？」

「對，走路上學時，我會跟著朋友走。如果是在課堂上發生，我會利用那堂課的剩下時間，好好記住教室的樣子。這樣一來，下次又發生時，我就知道所有東西的位置了。」

某天，雪倫年紀還小時，她突然發現一個解決辦法。那是在朋友的派對上，下一個節目是玩「釘上驢尾巴」（Pin the Tail on the Donkey）。

「妳知道那個遊戲吧。」她說：「你必須蒙上眼睛轉圈，然後試著把尾巴釘在正確的位置上。我轉完圈後，只知道好像出了很大的問題，我覺得自己完全走錯方向了。我把尾巴釘在驢子的身上，大家都笑了。我拿下眼罩，心想：『我知道我在朋友的家裡，但這裡看起來不像朋友的家。』」

那次短暫的危機，後來卻變成幫她辨識方向的救命招數。因為後來又輪到她蒙上眼睛時，她第二次轉圈，沒想到這樣一轉，世界又恢復正常了。

「那時我才知道，旋轉可能使我失去方向感，但也可以幫我找回方向感。」

雪倫說：「如今我通常會去最近的洗手間，進入小隔間內，閉上眼睛轉圈。我不太會描述那種感覺，那不是一種聲音，只是一種一切恢復正常的感覺。我睜開眼睛時，又認得周遭的世界了。」

她笑著指向冰箱門上的照片說：「我說那是變身為神力女超人。」（編按：早期的《神力女超人》電視影集版本中，女主角伸開雙臂原地轉圈圈就能變身為神力女超人。）

「為什麼要去洗手間做呢？」

「妳想想，妳看到一個老太太站在車子的旁邊，閉著眼睛轉圈，妳會怎麼想？」

說的也是！

「我總是躲起來轉圈，因為我覺得很丟臉。」

大腦負責的任務中最複雜的行為

對多數人來說，四處遊走是很簡單、自然的事情。你剛到一個新城市時，大腦會開始想辦法理解那個地方。第一天，你找到住處，那是你的旅行基地。之後，隨著時間經過，你會開始認得某些地標，逐漸熟悉周圍的環境。

伊艾里亞的許多病人覺得，自己永遠活在「初來乍到的第一天」。無論他們在某處待了多久，他們永遠無法熟悉周圍的環境。

許多人像克蕾兒那樣，是靠著記住特定的轉彎順序，來學習如何在重要的路線上穿梭。例如，想從辦公桌走到洗手間，他們知道在印表機的地方需要左轉，在盆栽的地方需要右轉，然後穿過那個雙扇門。

但一般人不是那樣走動的，若要那樣記住路線，對記憶會造成很大的壓力。一般人是使用一種動態工具，科學家稱之為認知圖（cognitive map），那是一份代表周圍環境的內在表徵，我們對它已經非常熟悉，不必記住特定的方向順序，只需要想像周圍的東西彼此之間的關聯，以及那些東西和我們的關聯就好了。

現在你可以自己試試看。如果我叫你思考去洗手間的路線，你能做到嗎？你可能連嘗試都不需要。我們往往把腦海中想像路線的能力視為理所當然，但那其實是很特別的能力——事實上，那是大腦負責的任務中最複雜的行為之一，已經讓科學家百思不解數十年了。

部分原因在於，正常的方向辨識需要動用到大腦的幾個區域，那些區域之間進行著極其複雜的對話。

方向感強的人海馬迴比一般人大

艾莉諾．馬圭爾（Eleanor Maguire）平常沒在研究世界記憶冠軍的大腦時，花大量的時間探索大腦的哪個部位負責我們的言語。她之所以研究那個領域，有一部分動機也是為了自己。儘管她是頂尖的方向感研究員，但她的方向感很糟糕。

某天我順道去實驗室拜訪她，她說：「那確實是我投入這個研究領域的原因。我的方向感太差了，真的很累人。」

當時我們坐在她位於倫敦市中心布盧姆斯伯里（Bloomsbury）的辦公室裡。馬圭爾告訴我，她走出前門時，會故意往她覺得該走的相反方向轉彎。她說，這樣做，「有九成的機率會轉往正確的方向。」

不久前的某日下午，我匆匆路過馬圭爾的辦公室，趕著去美容院剪髮。那時我已經遲到了，所以我衝到大馬路上伸手招計程車。司機傑夫把車子停在我面前，他已經在倫敦開計程車二十幾年了。我上車後，伸手去抓安全帶。

「小姐，上哪兒？」他問道。

「南莫爾頓街。」我回答。

傑夫不假思索地把車子轉向，鑽進一條小街，直奔美容院。途中，他從未看地圖，因為他已經對「倫敦知識大全」（Knowledge）瞭若指掌。倫敦知識大全是倫敦所有的計程車司機都必須通過的一項著名考試，那需要熟悉查令十字車站（Charing Cross station）方圓六英里（約九．六公里）內共兩萬五千條道路。

馬圭爾想知道，像傑夫那種方向感特別好的計程車司機，是否可能揭露出他們特別擅長四處遊走的原因。她掃描計程車司機的大腦，發現他們的海馬迴後面比一般人大[3]。但那究竟是當計程車司機的結果呢，還是海馬迴較大的人本來就比較容易通過計程車測試？為了找出答案，馬圭爾找來七十九位實習的計程車司機，從他們開始學習「倫敦知識大全」時，就掃描他們的大腦，並在四年間掃描數次。那些通過測試的司機，海馬迴的後端比剛開始學習時還大。那些沒通過測試的實習司機，或是年齡、學歷、智力等方面與那些計程車司機相當，但從未學習「倫敦知識大全」的三十一人，則沒什麼改變[4]。顯然，海馬迴會隨著導航能力變強而增大，這也帶出了一個問題：海馬迴如何幫我們從某一處前往另一處呢？

腦內的導航系統

一九六〇年代，倫敦大學學院的神經學家約翰．奧基夫（John O'Keefe）開始探究「一般導航能力的祕訣存在於海馬迴」這個概念。為了驗證這個理論，奧基夫趁著老鼠在開放空間行走時，研究牠們的大腦。他想知道老鼠探索環境時，哪些神經元是活躍的。他在老鼠的海馬迴裡植入一組薄電極，海馬迴可以記錄個別神經元與相鄰神經元通訊時所產生的微小電位尖波。

奧基夫利用這項技術時，發現有一種細胞只有在動物處於特定位置時才會發動。每次老鼠經過那個地方，那個細胞就會「啪」一聲發動。它附近的另一個細胞似乎只關心另一個不同的位置。只要老鼠走到那個地方，它就會「啪」一聲發動。下一個細胞只會跟著另一個位置產生反應，依此類推。這些細胞的活動組合可以告訴你老鼠的確切位置，精確度在五平方公分內。奧基夫將這些細胞命名為「位置細胞」（place cell），並顯示它們如何一起告訴大腦的其他部分：「這是我目前的所在位置[5]。」

後續的數十年間，科學家發現位置細胞不只做這項任務。它們附近有個區域叫「內嗅皮質」（entorhinal cortex），位置細胞也會從內嗅皮質的另外三種細胞接收資訊。其中一種細胞稱為網格細胞（grid cell），是由梅－布里特・莫澤（May-Britt Moser）和愛德華・莫澤（Edvard Moser）這一對前夫妻檔發現的，他們兩人都是出生在挪威西海岸外的偏遠島嶼上。

他們兩人發現，導航能力有部分是依賴我們能夠思考自己如何移動，以及我們來自何處。想想你在停車場中走向售票機、然後再折返回車子的方式。梅－布里特・莫澤和愛德華・莫澤發現，網格細胞是負責把這些資訊整合到認知圖中的神經元[6]。

為了理解網格細胞是如何運作的，你可以想像一片地毯上布滿了六邊形所組成的網格，狀似蜂巢，你在裡面走動。你抵達網格中任一個六邊形的邊角時，那個網格細胞就會發動。把網格稍稍移向地毯的另一端，當你抵達六邊形的邊角時，就會換另一個網格細胞發動，依此類推。這些細胞建立了一個通用的空間地圖，持續為你的所在位置以及某些地標之間的相對距離提供最新資訊。

位於內嗅皮質的另一種細胞是邊緣細胞（border cell）。這些細胞告訴你，你相對於某些牆壁和邊界的位置。例如，你的南方附近有一堵牆時，某個邊緣細胞會發動。你介於兩堵牆之間或靠近懸崖邊緣時，另一個邊緣細胞會發動。

為了讓你掌握資訊的全貌，邊緣細胞也與頭向細胞（head direction cell）共用空間。頭向細胞顧名思義，是指動物的臉部轉向特定方向時才會發動的細胞。

關於我們如何四處遊走，目前大家最普遍接受的理論是：大腦儲存著位置細胞在特定位置的發動型態，以便我們回到那個位置時，可以把它們當成指引。例如，想像一下，你逛街一整天後去取車。這時位置細胞受到頭部方向、身體移動、周圍環境的影響，劈哩啪啦地發動。它們指引著你移動，直到當前的活動型態符合儲存的型態。瞧！你找到車子了。

不過，故事尚未結束。儘管腦內有這些活動，但腦內的羅盤不僅於此。關於導航能力之謎，這裡還缺了一塊拼圖。那一塊非常重要，失去它時，可能攸關生死。

當大腦找不到地標參照

你若是發現我的遺體，請聯絡我的先生喬治和女兒凱麗。讓他們知道我死了，以及你在哪裡發現我的，這會是天大的恩賜，無論是距今多少年後。

六十六歲的喬拉汀・拉蓋（Geraldine Largay）稍微偏離阿帕拉契山徑（Appalachian Trail）去小解時，並未料到自己會找不到重返山徑的路。人稱喬莉（Gerry）的喬拉汀是退休的空軍護士，曾在家鄉田納西州附近走過其他的山徑，也上過如何走完阿帕拉契山徑的課程。阿帕拉契山徑全長逾兩千兩百英里，橫跨十四個州。喬莉在長達六個月的旅程中，已走了一千多英里。

二〇一三年七月二十二日，喬莉試圖傳簡訊給在附近檢查站等候她的先生。她先生已經在那裡等著為她遞送下一段旅程所需的新鮮物資。她在簡訊中寫道：「有麻煩了，偏離山徑去小解，現在迷路了。你可否打電話給AMC（阿帕拉契山脈俱樂部），看他們能不能派山徑維護人員來幫我？我在森林路徑北方的某處。親親抱抱。」

由於山間沒有訊號，那則簡訊始終沒寄出，所以喬莉直接在那裡過夜。翌日，官方啟動搜尋，在濃密的林區裡尋找她的蹤影。搜尋行動持續了數週。

二〇一五年十月，一位為美國海軍效勞的護林員發現一顆人類的顱骨，旁邊還有睡袋。根據《紐約時報》的報導[7]，不遠處還有一個扁平的帳篷和一個綠色背包，背包裡有喬莉的東西，整整齊齊地裝在拉鍊袋裡。旁邊有一本佈滿苔蘚的筆記本，上面寫著「喬治，請讀，親親抱抱」。喬莉在筆記本裡寫道，她找不到回山徑的路後，已經走了兩天。她依循訓練課程的指示，搭起帳棚，希望有人可以找到她。筆記本上最後一次註記的日期是二〇一三年八月十八日。

雖然我們無法說，喬莉要是當初做了什麼，就可以避免這個厄運。但她在最崎嶇的路段上偏離山徑，無疑使她迷路的情況變得更加嚴重。在那種崎嶇的路段上，她不需要走多遠，就會被濃密的灌木叢和長相相同的冷杉樹所包圍。那些樹木緊緊地簇擁在一起，你一鑽進去，很快就無法分辨路徑了。你在裡面根本搞不清楚方向，簡言之，那裡毫無地標。

你可能覺得，記住街道盡頭有個郵筒，或辦公室外有個公車站牌，沒什麼大不了的。但事實上，能夠識別一些永久的地標，並把它們納入腦海中的地圖非常重要。我們不斷地為腦海中的地圖增添對我們有意義的東西。想想，如果你需要指引某人從最近的車站到你家。你會用路上的哪些特點來幫他們認路？以我為例，我會指出附近一家裝飾藝術風格的酒吧，一家裡面有超胖海象的展覽館，還有一座埋葬瘟疫受害者的三角形小山。

我們辨識地標的能力如此的重要，所以大腦裡有一個部位專司這項任務，那個部位名叫「後壓部皮質」（retrosplenial cortex）。那裡受損時，就會出現嚴重的導航問題。

我們正逐漸失去攸關生存的技能

我們的空間記憶運作完善時，是一套非常優異的機制。不過，隨著GPS、衛星導航、掌上行動地圖等技術的出現，我們會不會失去導航能力？畢竟，計算機的出現使許多人的心算能力下降。

英國皇家航海協會（Royal Institute of Navigation）的前會長羅傑・麥金利（Roger McKinlay）在《自然》（*Nature*）雜誌上發表了一篇評論。他指出，情況可能確實是如此。他說：「如果我們不珍惜先天的導航能力，隨著我們愈來愈依賴智慧型裝置，那些能力將會退化[8]。」

科技確實有礙我們先天的導航能力。研究顯示，相較於使用傳統紙質地圖的人，依賴GPS系統從一地前往另一地的人比較難以辨識他們去過哪裡。先天導航的能力就像大腦的許多天賦一樣，用進廢退。二〇〇九年，馬圭爾和同事的研究顯示，最近退休的倫敦計程車司機在導航測試中的表現，比仍在倫敦載客的同齡司機差[9]。

這些輔助技術最終會不會損及我們先天的導航技能，目前還不確定。不過，目前更重要的問題是，使用者沒注意到這些科技正把他帶到他不想去的地方。二〇一三年，一位比利時的老婦人從布魯塞爾的住家出發，展開三十八英里的路程。但是，她在GPS裡輸入錯誤的位址，兩天後，她整整開了九〇一英里，抵達克羅埃西亞的首都札格雷布（Zagreb）。有些實例的下場更慘。二〇一五年，巴西一位女性商人在前往海灘的路上，因導航APP指引她穿越黑幫掌控的貧民窟，而不幸遭到射殺。即使最先進的導航系統知道它們身在何處，它們也不見得知道最好的走法。

所以，我們正逐漸失去攸關生存的技能嗎？相信衛星導航系統很少導致那麼糟的後果，可能也不會完全削弱你先天的能力，但切記，你隨身攜帶的腦內地圖，至少目前仍比最聰明的GPS還要強大。

當世界突然翻轉

雪倫和我前往附近一家餐館共進午餐。我主動提議讓我開車，但雪倫堅稱她認得路，不會有問題。她講這些話時，自信滿滿，但是一個連在家中廚房都會迷路的女人真的可以開車嗎？

雪倫帶我參觀她家時，我一直很仔細地觀察她。我也不知道我在預期什麼——也許我想看到她突然露出困惑的表情，然後撞到牆壁或其他東西。但是當時什麼異狀都沒發生，所以我欣然坐上乘客座位，讓她開車。

從她的公寓出發，我們開車繞了兩條環狀道路，穿過一次紅綠燈，然後左轉，再右轉，中間都沒出什麼狀況。我們安全地轉進一條貫穿小鎮的公路，右邊是白雪覆蓋著山麓的洛磯山脈。

雪倫指著山對我說，有時她開車進城時，會突然意識到山在北邊，這時她就知道她的世界又翻轉了。我還來不及解讀她的那句話，她就指向我們要去的餐館，接著車子直接路過入口，沒有彎進去。她說：「我不能走那條路，因為那是一條大彎路。」彷彿那樣說是顯而易見的繞路說明。

我們停車時，我抬頭望向遠山，感覺山巒是如此的堅實，動也不動，它們怎麼會突然移到北邊呢？

我們在莎莎布拉瓦餐廳（Salsa Brava）坐下來，點了兩杯冰茶。我請雪倫回頭解釋基本的東西。

「妳可以確切地解釋一下，妳的世界翻轉時，妳看到什麼嗎？」

她停頓了一會兒，接著叫我想一條繁忙的倫敦購物街。我選了牛津圓環區（Oxford Circus），那裡人潮洶湧，顧客川流不息。

她說：「想像妳忙碌地購物一整天。你從最後一家商店走出來時，往左轉，朝車站走去。」

我在腦中想像那個場景。

「然而，你突然意識到車站其實是在右邊，因為那家商店是在你原本以為的位置對面。在你意識到方向不對的那瞬間，你會暫時迷失方向，因為你以為在東方的車站其實是在西方。你的世界並未翻轉，但你對世界的觀感翻轉了。」

那種情況發生時，多數人的大腦會出奇地配合。大腦感到困惑時，它會馬上把一切東西翻過來，在幾毫秒內重新定位大腦和你的位置。但是在大腦地圖和實際狀況不符的那個瞬間，就是雪倫說她感覺世界被翻轉了。所以當她說山脈突然位於北邊時，那是因為她的大腦地圖把山脈移到北邊，儘管山脈實際上並沒有移動半吋。

雪倫說：「我就是無法像你們那樣把世界翻轉回來，除非我模仿神力女超人的動作。」

我又問道，為什麼我們要繞路進餐廳。雪倫解釋，彎路會讓她的世界翻轉過來。這點導致她很難找工作。二十五歲左右，她一直找不到工作。每次有面試機會，她都必須先搞清楚面試地點在哪裡、是不是坐落在彎路上。如果大樓裡有很多彎彎曲曲的通道，她也不得不婉拒那份工作。

我想更瞭解雪倫翻轉後的世界是什麼樣子——難道她不能想辦法記住夠多的周遭線索，藉此判斷該轉往哪個方向嗎？

她說：「這很難解釋。想像一下，你站在一個門面是鏡子的浴室櫃前面。你打開那扇門面，然後透過那個鏡子來看浴室的其他部分，你知道那是你的浴室，但感覺所有的東西都擺錯了地方。而且，你也因為一切看起來都不一樣而備感壓力，那又導致情況變得更加棘手。」

雪倫半夜起來上廁所，或早上趕著出門，沒時間模仿神力女超人的動作時，她說她感覺自己好像在別棟公寓裡。以前小孩還小時，如果孩子在半夜哭鬧，突然吵醒她，她必須循著孩子的哭聲，才能找到他們的房間。

「如果是在家裡迷路，我會知道我在廚房裡，但我無法告訴妳任一個櫥櫃或抽屜裡裝了什麼，因為我對它們毫無感覺。我必須對自己說：『好吧，假裝妳在正確的廚房裡。』我知道我需要湯匙時，會去開冰箱右邊的抽屜。於是，我看著這個陌生廚房的冰箱，對自己說：『好，湯匙在那裡。』」

諱莫如深的祕密

求學期間，雪倫始終對朋友和家人隱瞞她的問題。母親在她幼年時播下了譴責的種子，那顆種子顯然已經生根發芽。對此，我深感同情。雪倫是如此的討喜——如此的友善、風趣、睿智。對於她隱瞞祕密那麼久，我覺得很訝異。

雪倫快三十歲時，那個祕密才終於曝光。她的哥哥罹患克隆氏症（Crohn's disease），身體不舒服，打電話給她，請她送他去醫院。雪倫慌亂地衝出屋子，鑽進車內，連忙開車前往車程不遠的兄長住所。但車子開到一半，她的世界又翻轉了，完全迷失方向。她連忙把車子開進加油站去打電話。

她打電話告訴哥哥：「我找不到你家。」並描述加油站的外觀。

她哥哥困惑不解地說：「妳離我才兩個街區，怎麼會不知道自己在哪兒？」他們兩人從醫院回來後，哥哥問她是怎麼回事。

「我激動得說不出話來。」

那是雪倫五歲以來第一次談論自己的狀況。

「我把母親說過的話告訴他，他聽了很生氣，但他可以瞭解為何我什麼也沒說。我們的父母相處得不好，我們沒有正常的童年。」

雪倫的哥哥把她的情況告訴了自己的醫生，醫生安排她去看一位神經科醫生。既然要去看病，雪倫也只好對先生和盤托出一切（如今兩人已離婚）。在那之前，她一直設法瞞著他。她解釋：「我很少開車，即使開車出門，也是去離我家很近的地方。我已經把那些地方排在筆直的街道上，這樣我就不會迷路了。」

我原本就預期她會不小心撞到東西，結果那番臆測似乎與實際出入不大。她告訴我，她一直很怕孩子發生緊急狀況時，她無法照顧孩子。她在黑暗中跳下床去找孩子時，幾乎一定會撞到牆，她先生以為她只是笨手笨腳。

「我也放任他那樣想，不想解釋原因，因為我覺得自己太蠢了。」

結婚八年後，雪倫終於坦承真相時，她只記得先生當時說了一句話：「這是妳老是問我，我們要開往哪個方向的原因嗎？」

「他似乎對我的狀況毫無興趣。」

※

雪倫的神經科醫生告訴她，由於她多年來一直有這個問題，聽起來她可能有良性腫瘤或癲癇。

無論是哪種情況，他說：「我們會把妳送到醫院，做很多檢查，想辦法醫治。」

後來醫生確實為她安排了一系列測試，以尋找腦中是否有異常活動的跡象。那些跡象可能顯示她罹患癲癇或解剖損害，那也許是她喪失方向感的原因。

雪倫說：「當時我心想，拜託老天！讓他們找到腦中有異物以便治療吧。」

但檢查結果是，沒有癲癇，也沒有損害，雪倫的大腦看起來很健康。

「他們說我需要去看精神科醫生——他們認為我瘋了。」診斷結果使她爆發嚴重的憂鬱症。

「我真的很想死，」她說：「因為我才剛剛燃起希望，覺得醫生應該會找到異物並加以治療。」

雪倫後來看了一年多的心理醫生，雖然醫生幫她安然地度過憂鬱低谷，但無法醫好她的迷路問題。他建議她，每隔幾年就去看一次神經科，看研究團隊是否發現新的東西。他說：「我真的覺得那是妳的大腦有異狀，只是我們還不知道是什麼原因罷了。」

直到四十歲，雪倫才有足夠的信心照著心理醫生的建議去做。當時她在一家醫院擔任行政助理，所以在那家醫院預約了看診時間。

但她一坐下來就感到不安。

雪倫說：「那個醫生拿出手寫板和紙筆，問我發生了什麼事。我盡可能簡單地說明我的狀況，例如我的世界會突然翻轉，導致我完全迷失方向。她看我的表情，好像我在瞎掰故事。她問我用什麼方法恢復正常，我說我只要轉圈，世界又恢復正常了。她說：『讓我看看妳怎麼做。』」

雪倫一聽，大吃一驚。她從未在任何人面前旋轉過。

她一想起那件往事，就不禁打了一個冷顫。

「我放下自尊，站了起來，閉上眼睛，那實在太丟臉了。我在原地持續打轉，直到我知道整個世界都翻轉了。」

醫生問雪倫，現在她看到了什麼。

「我說：『現在我感覺在另一個房間裡。邏輯上，我知道自己不是在別的地方，但現在看起來不像我剛剛進來的那個房間。』」

雪倫又開始轉圈，然後坐下來。醫生放下手寫板和筆，對她說：「有人說過妳可能患有多重人格障礙嗎？」

雪倫覺得丟臉極了。

「我才剛剛透露我的狀況，感覺又有人說我瘋了，我實在無法再次承受同樣的打擊。於是，我拿起皮包就走了。」

失去方向感與「臉盲症」

又過了十年，雪倫才再次試著去瞭解她的大腦究竟有什麼問題。一位朋友讀了神經學家奧利弗．薩克斯寫的一些書，建議雪倫寫信給他，說明自己的症狀。幾週後，薩克斯回信了。薩克斯一開始先為自己未曾聽過那種狀況致歉，但他說，這讓他想起以前太空人曾經告訴他，他們在太空中航行時，有時會突然覺得一切「看起來不對勁」，感覺像一切都顛倒了，或換了角度。但是當一些線索——通常是觸覺上的線索——讓他們重新整理方向時，世界又會突然恢復正常。薩克斯也告訴她，無法辨識熟悉的環境，可能與另一種名叫「臉盲症」（prosopagnosia）的情況類似，那種患者無法辨識熟悉的臉孔。

雪倫一看到那個病症，馬上上網搜尋「臉盲症」，結果發現一個網站是測試你辨識臉孔的能力。測試結束後，螢幕上跳出一份問卷。她開始填寫，填到一半時，有一題讓她特別有感：「你曾經身處在一個你知道你應該熟悉的地方，但看起來覺得很陌生嗎？」

雪倫說：「我驚呼：『天啊！』」正巧，這時一位服務生把我們的餐點送來，她露出困惑不解的表情。「我把自己的狀況寫在備註欄裡，儘量寫得精簡扼要。」

雪倫停了下來，轉向服務生，笑著說：「她正在寫一本有關瘋子的書，我就是其中一個！」

她沒有進一步解釋，又回頭講她的故事。

「一週內，我就接到倫敦大學學院的研究員布拉德・杜潛（Brad Duchaine）的電話。」雪倫上網做的測試，就是杜潛設計的。那是某個專案的一部分，專案的目的是找出讓我們辨識親友的大腦機制。

「他太貼心了。」雪倫說：「他相信我說的一切，並跟我保證，總有一天會有人研究我的問題。」

「我向妳保證，」杜潛告訴她：「等我知道誰在做這個研究及住在哪裡時，我一定會通知妳。」

「他讓我完全走出低潮。」雪倫說：「他給了我希望，讓我知道我的狀況是真實的，我不是單純發瘋，不是女巫。」

當年稍後，杜潛寫電郵給她，通知她有好消息了。他說，一位義大利的研究員搬到溫哥華，開始研究她描述的那種狀況。那個人就是伊艾里亞，不久伊艾里亞就聯絡雪倫，請她到他的實驗室一趟。

「伊艾里亞第一次打電話給我時，我坐在餐桌邊，把我的一切狀況都告訴他了。他非常溫和體貼，我告訴他有關女巫的事時，他幾乎快哭了。」

我可以掃描她的大腦，但無法進入她的大腦

伊艾里亞告訴雪倫，他覺得她腦內導航細胞的溝通方式可能有問題。在後續的五年間，他開始驗證這個理論。

他先掃描健康者的大腦，觀察那些對方向和導航很重要的大腦區域是如何彼此溝通的，以及那種溝通與定位技能的關係。他的團隊得出的結論是，方向感好的人是大腦導航區域之間的溝通比較有效率的人。

這個概念稱為「網絡理論」（network theory），是許多人類行為的基礎——腦中不同區域之間的溝通力，可能比區域本身的功能更重要。那就像一個由全球最頂尖的管弦樂手所組成的四重奏樂團，他們各自都能演奏出美妙的音樂，但如果他們的演奏無法配合彼此，合奏的音樂會亂成一團。

接著，伊艾里亞的團隊掃描了一群和雪倫有相同狀況的患者大腦。他們注意到，那些人的右海馬迴和部分額葉皮質的活動有異狀。額葉皮質是讓我們匯集導航資訊，並據此做出判斷的區域。那也是涉及推理及一般智力的區域。

由於伊艾里亞的患者在記憶或推理方面都沒問題，他因此推論，迷路肯定是兩個區域之間溝通不良的結果，而不是因為單一區域有缺陷。

他告訴我：「我們無法只靠大腦的單一部位說話。不同部位之間必須有良好的溝通能力。」

此後，伊艾里亞的團隊也發現，雪倫的大腦就像克蕾兒的大腦一樣，在解剖方面看起來很正常，但幾個攸關導航的區域無法妥善交流。我知道這如何阻礙雪倫在腦中形成周遭的地圖，但我不明白為什麼她有時又可以正常地四處移動。我問伊艾里亞：「是什麼原因導致世界突然翻轉呢？」

他說：「有些人其實仍有在腦中形成地圖的能力，但在收集所有拼塊的過程中，錯誤不斷地累積，資訊遺失，於是地圖突然變了。」

那種情況似乎有不同的嚴重度。伊艾里亞的一個患者是每天的每時每刻，世界一直不斷地來回翻轉。他說：「這一刻大腦告訴她洗手間在左邊，下一刻又說在右邊，簡直快把她逼瘋了。」

我問伊艾里亞對雪倫的旋轉技巧有什麼看法。他說，他認識一些患者似乎可以利用一些技巧來恢復腦內地圖。通常他們使用的技巧是，專注在周圍的事物上。但據他所知，雪倫那一招旋轉的技巧是獨一無二的[10]。

他說：「我得承認，我不知道那招是怎麼運作的。她的前庭系統（vestibular system）沒有任何問題——她不會頭暈，也沒有平衡問題——但不知怎的，以旋轉方式來搖晃系統就能讓她的大腦地圖恢復正常。」

他嘆氣道：「我可以掃描她的大腦，但無法進入她的大腦。」

※

最近，伊艾里亞一直在驗證他的另一個理論：「發展性的地形定向障礙」跟遺傳有關[11]。目前他確認有這個障礙的患者約有近兩百人，其中約百分之三十的患者也有家人罹患同樣的症狀，他們因此懷疑那跟遺傳有關。為了證實他們的疑慮，他和同仁持續對病人的整個基因組進行測序。他們已經發現一些可能導致那個問題的基因，他說：「我們已經快找出哪些基因是關鍵了。」

那是研究上的一大進展。這種研究可以讓醫生對患者的孩子進行基因測序，以預測孩子是否也會出現導航問題。雖然短期內他們不太可能更換受損的基因，但他們也許可以透過大腦訓練，來幫助孩子運用大腦的其他部分學習辨識方向。

伊艾里亞說：「我們愈早發現關鍵的基因，就愈有可能教孩子學習特定的導航技巧，那些技巧可能不是先天就會的。」

我想知道，一般人可以做些什麼來改善導航技巧，又或者成年之後為時已晚？伊艾里亞說：「那當然可以學習。你剛到一個新地方時，應該回到一個點（你的大本營），那通常可以幫你建立更好的大腦地圖。」他說，你也應該多注意周圍的環境，注意特定的地標，並思考它們相對的方位。「別忘了，不時轉過身或向後看：這是動物常用的技巧，這招幫牠們更容易認出回家的路。」

是導航能力極其低落，還是整個大腦都有問題

我們離開餐館時，我問雪倫，她的女兒、兒子或孫子有這種症狀的跡象嗎？

她說：「沒有，謝天謝地，他們都很有方向感。」

我們默默地走了幾步。我在想，雪倫的病情是自發的，還是遺傳的？

「妳覺得——」我說。

「我媽嗎？」雪倫臆測：「對，我想她應該也有這個症狀。現在回想起來，覺得一定是那樣沒錯。因為她從未讓我父親知道我的狀況，那可能是因為她從來沒讓他知道自己的病情。她從來不送我們上學，也不去任何地方接我們，除非有其他人同行時才會。她只有跟我父親一起開車外出或造訪左鄰右舍時，才會踏出家門。她從來沒有獨自去任何地方，從來沒有！」

雖然現在要幫助雪倫可能已經太晚了，但是知道有人正努力瞭解她的狀況，已經足以幫她恢復正常的生活。

「我從小到大一直在耍寶裝傻，因為那可以讓大家遠離我想要隱藏的祕密。每個人都說：『妳的心情總是很好。』他們不知道我是晚上回家偷偷哭泣。現在我不需要那樣做了，如今所有的朋友都知道我的狀況，也知道為什麼我們出門在外時，需要去洗手間模仿神力女超人的動作。」

但有時那個情況還是會帶給她麻煩。最近她在一家百貨公司裡迷路了。她趕著去參加聚會，已經遲到了。為了轉圈以便回到自己停車的地方，她隨手抓起一條短褲，衝進更衣室。後來才意識到，她抓的那條短褲是給幼童穿的。但她依然抬頭挺胸，走出更衣室。

「我直接告訴店員：『抱歉，這件有點小。』」

我們開車回雪倫的住所時，沿路上，我認出了幾個彎道，我想知道她的大腦是否跟我的完全不同，還是她只是在導航方面比較極端罷了。後來，我問伊艾里亞，他怎麼想。他說，那種病情確實有嚴重程度之分，但根據目前已知的狀況，我們還無法斷定雪倫的問題究竟是導航能力極其低落，還是整個大腦都有問題。

「這樣說吧，」他說：「如果你讓一百個人搬遷到一個新城市，有些人幾天內就開始熟悉周遭環境，有些人需要幾週才會熟悉，有些人則需要幾個月。一年後，所有的人對於在當地穿梭，都有不同程度的自信。但是，你把雪倫那種病人帶去那個城市，他們永遠無法為你指路，即使住了一年，甚至住了十年，他們也做不到，他們每天都會迷路。四處移動所涉及的大腦機制是一樣的，但他們的大腦某處，有某個東西跟你我完全不同。」

※

雪倫和我漫步走進屋內。她指向廚房的方向，要我看那個地方。這次她是指著一盤香蕉蛋糕，那是她為我搭機返家而烘焙的。

我們再次站在她的冰箱前，爭論我可以帶幾塊蛋糕通過安檢。雪倫堅持讓我把整盤蛋糕都帶走，我折衷帶了三塊，並小心翼翼地用錫箔紙包起來。後來她又傳簡訊和電郵來，確認我是否安全返家了。

我告訴她，想到她這輩子經歷的一切，我很訝異她竟然那麼體貼善良，那麼正常。我知道她聽到這些字眼不會生氣。

她回頭看了一下冰箱。「妳現在之所以會看到這樣的我，都是因為伊艾里亞。我認識伊艾里亞以前不是這樣的，我還是那個恐懼的小女孩。我覺得我是到十年前才真的成長，成為一個女人。現在我很快樂。我瞭解到，為了獲得滿足，我需要學會喜歡自己，接納自己。」

她微笑說：「現在我在冰箱上貼了神力女超人。我為今天的自己感到自豪。」

走到她家門口的台階時，我又瞥見草坪上那隻巨大的龍蝦裝飾向我招手。

「我知道它很糟糕，」雪倫一邊說，一邊送我走到車子的旁邊，「但我叫它路易。」她回頭看一下房子。

「如果我在社區裡迷路，找不到我住的公寓，只要看到路易，我就知道我到家了。」

我們看待世界的方式可能完全不同

在飛機上，我看了一張我們在餐館裡拍的合照。雪倫的橘紅色頭髮和燦爛的笑容特別顯眼。從外表看，你永遠不會知道她看世界的方式有什麼怪異之處。然而，她的山脈可以在瞬間從一個方向移轉到另一個方向，她熟悉的家也可以在瞬間改變。

我們正慢慢地瞭解這種現象發生的原因：海馬迴內部和周圍的細胞如何相互溝通，以形成腦內的GPS。

也許有一天，我們會瞭解更多，有足夠的知識在狀況發生時，及時地加以修正。但目前不知道有多少人像雪倫那樣，隱藏著類似的祕密。他們可能不斷地找藉口、思考破解的技巧、怕遭到恥笑而陷入憂鬱，只因為我們難以客觀地比較我們看待世界的方式。

「很漂亮吧？」坐我旁邊的男人指著窗外說。

我瞥了一眼下方閃爍的倫敦燈火，微笑表示認同，但內心卻冒出一種奇怪的感覺。幾天前，我可能會覺得，我們都欣賞同一事物是理所當然的，例如泰晤士河的深藍曲線、議會大廈的輪廓等等。但雪倫的例子讓我知道，我和這位先生看待世界的方式很可能完全不同。我看著鄰座這個人，心想我腦中的倫敦是否和他的倫敦相似。

飛機接近倫敦時，碎片大廈（Shard）的獨特亮光在機窗上映照出愈來愈大的光影。我心想：

「這有辦法知道真相嗎？」

Chapter 3

魯本：能夠看到每個人都圍繞著光暈

「所以你看到有人穿的衣服顏色會讓你聯想到粗魯時，你可能對他產生反感嗎？」我問道，並低頭看我的藍色洋裝。

「沒錯！」他說：「如果對方穿著很黃的衣服，或是我因為對方的聲音而看到他散發出綠色的光暈，我可能會覺得那個人不太好，因為他們的綠色讓我有某種感覺。」

我看到隧道的盡頭出現明亮的陽光時，不禁瞇起了眼睛。我搭乘的巴士轟隆隆地駛過古根漢美術館（Guggenheim Museum）。那棟建築是由石頭、玻璃、鈦金屬構成，不規則的曲線在陽光下閃閃發光。再往前走，出現一隻六米高的巨犬，身上開滿了五顏六色的花朵。遠方有座細針狀的尖塔聳入雲霄，夾在哥德式的教堂和一排排橘色屋頂的公寓之間。

這裡是西班牙的畢爾包市（Bilbao），坐落在伊比利亞半島的北端。現在是清晨，氣溫已經攀升。我將會跟一位記者同行見面，我希望他能幫我理解其他人的世界與我的世界有何不同，但我需要先找到他才行。

我在一個大轉彎處下車，思考我該從七個出口中的哪一個走出去。最近我才剛明白大腦可以在腦中勾勒出周遭的地圖，並為此能力心存感激，但我還是不知道我該往哪個方向走。我曾考慮過用西班牙語問路，但不久就決定跟著西塔琴彈奏的ABBA歌曲〈Chiquitita〉走。那個音樂聲帶著我跨過穿越該市的內維翁河（Nervión river）。我的目的地是阿里亞加劇院（Teatro Arriaga），我可以看到它就在橋的對面。我在通往劇院的圓形階梯上坐了下來，仔細凝視每個經過的男子。

最後，三十歲的魯本．迪亞茲．卡維德斯（Ruben Diaz Caviedes）出現了。他留著濃密的棕色鬍子，戴著黑框眼鏡，身材魁梧，相當顯眼，難以忽視。我走下階梯，尷尬地對他揮手，他轉向我。我們在階梯的最下層相會，我伸出手，但他忽視了我的動作。

「我們要用西班牙的方式打招呼。」他一邊說，一邊在我的兩頰上各親了一下。

我當時的表情想必看起來很驚訝。我訝異的不是他的吻，而是他的聲音。

「啊，對，我的口音，」他說：「有人說我聽起來很像高雅的英國人。」

我笑了，我們輕鬆地交談，他帶我前往畢爾包的老城，去尋找傳統的巴斯克早餐：一大杯黑咖啡。

我們漫步在市區的鵝卵石鋪道上，魯本解釋他今天如何從海邊的一個村莊來到畢爾包。他在那個村莊為一家當代的文化雜誌社工作，他最近才搬到那裡。在那之前，他先是住在馬德里，之後又搬到巴賽隆納，但為了在工作與生活之間拿捏平衡，他搬到了鄉間。他說，他是為了高山和綠地而搬家，「那是金錢買不到的東西。」

魯本的新生活是位於他的家鄉魯伊洛巴（Ruiloba），他有一些家人仍住在那裡。他家有三個孩子，都是男丁，他是老大，三人間隔都是兩歲半。他的童年過得很快樂，但不特別。魯本二十一歲時，第一次意識到自己的大腦很特別。但是為了瞭解更多，我必須先問他一個問題，我知道他應該很討厭那個問題。

「魯本，我想你應該不喜歡我使用這個字眼，但你是看到光暈嗎？」

魯本深深吸了一口氣。

「如果有三個小時可以解釋的話，我想妳說的沒錯。」他說，「但是，如果你只能跟某人相處幾分鐘，你那樣講的話，對方會以為你是魔法小妖精，或是……」他停頓了一下，尋找最貼切的英語字眼，「或是娘炮。」

用科學方法驗證超自然現象

一九九七年，在雷克雅維克工作的冰島科學家羅夫特・吉薩拉森（Loftur Gissurarson）邀請十位特殊人士到他的實驗室。這十個人都宣稱他們可以看到光暈。

光暈可能最常與宗教連結在一起，我們常看到基督教的藝術作品中，瑪利亞和耶穌的身體周圍泛著光暈。許多靈修活動稱之為氣、普拉那（prana）或脈輪（chakra）——那是神祕的能量中心，據說正好呼應人類神經系統的七大區域。有人形容它是色環或光環，或是環繞著所有生物的電磁場。一般認為那些放射物反映了健康、情緒和啟發，但多數的科學機構認為那是無稽之談。

吉薩拉森現在是雷克雅維克一家地熱公司的管理總監，同儕形容他是「開朗、歡樂、抽菸斗的超心理學家」。我問吉薩拉森屬於前述的哪個陣營。他說，對他而言，那純粹是一個實驗問題。他當初之所以對研究光暈有興趣，是因為沒有人從科學的角度去測試那種現象。

他說：「有些人以通靈者自居，聲稱他們能看到光暈，我很好奇在有對照組的實驗室裡，會測出什麼結果。」

長久以來，超自然現象一直深深吸引著吉薩拉森的想像力。他的博士論文是研究冰島第一個、也是精通最多超自然現象的靈媒英椎迪・應崔德森（Indridi Indridason）。後來他與人合寫了一本書，在書中詳細探索應崔德森所製造的現象，包括讓自己的手臂消失；在通靈時飄浮離地並召喚多個聲音出現[1]。應崔德森精通多項超自然現象，因此吸引很多人對他做近距離的研究，其中包括醫學教授古孟德．韓納森（Gudmundur Hannesson，曾連任冰島大學的校長兩次，也是國會議員）。韓納森的研究記錄非常詳盡。在應崔德森通靈期間，東西會在房間裡飛來飛去，韓納森想辦法在現場避免一些可以想像的欺騙手法。例如在房間的周圍掛一張網、抓住應崔德森的手腳，甚至調查應崔德森有沒有可能使用鏡子或助手。研究結束時，他提到，幾乎每次通靈會中，他都會注意到一些可疑的東西，所以他在下次通靈會上會特別注意那一點。「但是，」他最後說：「儘管採取了各種措施，我始終無法抓到任何詐騙行為。相反的，據我判斷，那些超自然現象大多挺真實的，無論那是什麼因素造成的。」

近一個世紀後，吉薩拉森和同仁艾賽給．甘納森（Asgeir Gunnarsson）在一個空房間裡，豎立了四片大木板。甘納森躲在其中一片木板的後方（以擲骰子決定哪片木板），等候吉薩拉森把那十位參試者逐一帶進房間。每個參試者站在門口時，吉薩拉森會請他說出甘納森站在哪片木板的後方，因為研究人員認為那些參試者應該可以從甘納森發散的光暈來判斷他的位置。就這樣，每個參試者逐一做了測試。接著，他們又找來九位沒有超感能力的人來測試。

他們想盡辦法減少可能洩漏甘納森位置的因素，例如牆面覆蓋著不透明的壁紙，以防止反光洩密；研究人員在測試的空檔，讓參試者戴上耳罩並聆聽音樂，以防他們聽到研究人員的腳步聲。甘納森甚至在實驗前還特地沖了澡，以免殘留的麝香味洩露他的位置。

實驗結果毫無爭論的餘地：兩組參試者答對的機率都跟瞎猜差不多。更諷刺的是，對照組猜中的機率還比那組宣稱能看到光暈的人稍高一些[2]。

吉薩拉森不是唯一以科學方法驗證超自然現象的人。知名的魔術師兼脫逃術藝術家詹姆斯・藍迪（James Randi）如今孜孜不倦地研究超自然現象和偽科學。一九六四年，他自掏腰包懸賞一千美元，給第一個在受控條件下證明超自然現象的人。那個獎金至今無人領取，而且在許多贊助者共襄盛舉之下，獎金已暴增至一百萬美元。儘管有數百人挑戰過，但每個人都挑戰失敗。其中最知名的一場挑戰是在美國廣播公司（ABC）黃金時段節目《夜線》（Nightline）上做的現場實驗。在那次節目中，一個通靈師、手相師、塔羅牌占卜師分別接受考驗，結果都挑戰失敗了。

藍迪在節目播出後這麼說：「我很開明，但還沒有開明到腦袋開洞，異想天開。」

※

魯本說：「那正是我不告訴別人我看得到光暈的原因。」

我和他坐在畢爾包老城區的某個小廣場內，窩在一把米色大遮陽傘的底下。我招手請服務生過來，魯本把身子往前靠。

「首先，」他嚴肅地說：「我不想讓人以為我看到的是很傳統的那種光暈，彷彿我是某種算命師，或我會看手相似的。」

我點頭。

「其實我是看到別人時，可以感受到顏色。每個人都有他獨特的顏色，顏色會隨著時間而變，主要是看我對他的認識程度或他的主要屬性而定。」

「屬性？」

「例如名字、聲音、穿著、我對他的情感等等。」

「你可以實際看到眼前的顏色嗎？」

「那是最難解釋的事情。那不是幻覺，不是肉眼看得見的東西，但我知道它在那裡，無法視而不見。」

但魯本並沒有超自然感應的天賦，他只是有一種罕見的聯覺型態。我們在第一章談鮑伯時提過，聯覺是一種多項感官的混合。

不同的感官之間天生具有某種連結

數百年來，大家普遍認為，我們的感官在大腦中是沿著各自的路徑運行，彼此不直接交流。我們之所以看得見，是因為刺激從眼睛進來，穿過視神經，傳到視覺皮質。我們之所以聽得見，是因為空氣觸發耳朵裡的電訊，並把電訊傳到聽覺皮質，而被感知為聲音。一八一二年，奧地利山中聖魯普雷希特村（St Ruprecht）出生的年輕人喬治・托百雅斯・陸維格・薩可斯（Georg Tobias Ludwig Sachs）質疑了那種傳統觀念。他發表論文，描述自己的白化病（因缺乏黑色素而導致一個人的頭髮和皮膚變得蒼白的症狀）。在論文中，他也提到另一種現象：他聽音樂，或想到數字、日期、城市或字母時，顏色就會出現。他說，那些概念是「自己溶入他的腦中，彷彿是黑暗空間裡一連串看得見的物體，沒有形狀，但有明顯不同的顏色」[3]。

直到一八八〇年代，英國伯明罕的博學家法蘭西斯・高爾頓爵士（Francis Galton）才把薩可斯的症狀命名為「聯覺」。「聯覺」（synaesthesia）一字是來自希臘語，意為「聯合的知覺」。前面提過，聯覺者可能會覺得5這個數字有粉紅色調，或是吃草莓時聽到喇叭的聲音。他們可能覺得音樂有某種特殊的形狀，某個月份狀似空間中的一條緞帶。我最喜歡的一種聯覺描述，是來自俄羅斯作家弗拉基米爾・納博科夫（Vladimir Nabokov）。他在自傳中寫道：「英語字母中，長音a給我的印象是枯木的色調。但法語的 a 卻讓我想到光亮的烏木……法語的 on 令我費解，在我看來，它像小玻璃杯裡裝滿了酒，呈現杯緣滿溢的張力狀態……在棕色群組中，有色澤淺亮、橡膠色調的 g；色澤再淡一點的 j；還有像土褐色鞋帶的 h。[4]」

大體上，聯覺是一種完全無害的特質，約有百分之四的人有聯覺。許多人是聯覺者，只是他們從未意識到這點。毫無疑問，這些奇怪的觀感一度被認為是巫術。即使是上個世紀，聯覺者也常被診斷為思覺失調症，或是被視為吸毒者。幸好，過去幾十年間，大家已經徹底改觀了。科學家不再問那種感覺是否真實，只問為什麼會發生以及是否有益。

關於聯覺是怎麼造成的，目前尚無定論。不過，隨著造影技術日益先進，我們可以比較聯覺者與非聯覺者的大腦啟動結構和型態。

乍看之下，有聯覺的大腦和其他大腦沒什麼差異。它和一般人一樣，有同樣混雜的神經元聚在一起，但仔細觀察還是可以發現細微的差別。前面提過，嬰兒大腦中的神經元會形成數百萬個連結，但日後那些連結會消失。隨著我們成長、學習及體驗世界，大量的連結會遭到修剪。一些小型的研究顯示，有聯覺的人可能有基因異常，阻礙這種修剪在大腦的某些區域發生，因此聯覺者的大腦裡還殘留著不同感覺區域之間的溝通路徑，一般人的大腦中已經沒有那些路徑了。

這些結構變化及大腦不同區域的共同啟動，確實讓人更有可能把不同的感覺聯在一起，但這個說法並未完全解釋聯覺背後的機制。例如，它沒有解釋為什麼服用迷幻藥後可能暫時誘發聯覺，也沒有解釋為什麼有些人服用抗憂鬱藥物後就失去聯覺。

事實上，似乎任何人都可以成為聯覺者。二〇一四年，薩塞克斯大學（University of Sussex）的丹尼爾・博爾（Daniel Bor）和同仁設法在短短一個多月，把三十三位成年人變成暫時的聯覺者[5]。這些志願者參加了為期五天的訓練，每天訓練半小時。他們在訓練中學習十三種字母和顏色的關聯。到了第五週，許多志願者表示，他們閱讀一般黑色的文字時，會看到其他顏色的字母。一位參試者說：「我在校園裡看到標誌時，所有的字母E都是綠的。」

如果你想自己嘗試一下，可以下載電子書自學，那些書裡的某些字母總是以特定的顏色顯示。如此練習不久，你會開始看到那些字母在其他地方也是以那個色彩出現。但是如果不繼續練習的話，那種效果似乎無法持續很久。博爾那個測試結束三個月後，志願者的聯覺就消失了。

以上這些讓聯覺出現及消失的方法，質疑了前述的修剪理論：新連結可能突然出現，又在不久之後消失。印度出生的神經學家維萊亞努爾・拉瑪錢德蘭（Vilayanur Ramachandran）提出一種不同的理論：他和加州大學聖地牙哥分校的同仁認為，每個人的不同感官之間本來就有連結，聯覺者可能只是強化了既有的感官連結。

我們知道大腦中有幾個區域會相互抑制，如此一來，腦內的鄰近區域就可以彼此隔離。有證據顯示，腦內化學失調時，可能減少這種抑制，原因可能是化學物質無法把電訊傳過突觸，或是腦內完全無法產生化學物質。這些因素不會在大腦中產生任何額外的連結，但會阻礙某些連結的抑制效果，導致原本彼此隔離的區域開始交流。

如果這個理論證明是正確的，你可能會覺得每個人或多或少都有一點聯覺。仔細觀察時，你會發現確實是如此。想像你面前有個圓形的雲狀物，還有一個鋸齒狀的玻璃碎片。你會給哪一個取名為Bouba，哪一個取名為Kiki？多數人會把圓形的雲取名為Bouba，把鋸齒狀的東西命名為Kiki。無論你是不是說英語的人，這都是最可能的答案。這是拉瑪錢德蘭開發出來的有趣實驗，這個實驗顯示，我們聆聽音樂或看數字時，可能不會看到顏色；但是進一步追問時，我們都會把某些感官聯在一起，例如把高音與明亮的顏色配在一起，把低音與較深的色調配在一起。這些實驗顯示，我們所有的感官之間，存在著一種非任意的內建關係。這顯示聯覺者和一般人的大腦並非完全不同，他們只是把每個人都有的能力做了比較極端的呈現[6]。

每個人都有自己的顏色

目前還不清楚世上有幾種聯覺，新的型態仍持續出現。二〇一六年，薩塞克斯大學的傑米・沃德（Jamie Ward）發現，有些精通手語的聯覺者在通信時，看到信末的簽字，也會覺得那些字母有顏色[7]。此外，還有一些比較不尋常的聯覺，例如「吐字聯覺」（ticker-tape synaesthete）和「高潮顏色聯覺」（orgasm-color synaesthete）。吐字聯覺是指別人講話時，聯覺者會看到文字從說話者的口中流出[8]；高潮顏色聯覺是指高潮時能感覺到明亮的顏色[9]。

魯本的聯覺是比較罕見的一種，因為他體驗了各種交叉的感覺。他看到或聽到字母、數字、名字、音樂、形狀或高度時，或是萌生某些想法，或產生強烈情緒時，就會看到顏色。這種情感顏色聯覺（emotion-color synaesthesia）促成他最有趣的觀感：在他的眼中，周圍的人會產生光暈。有時他看到的顏色完全是隨興的，有時他看到的顏色和他對那個人的特定情感有關。

「所以每個人都有自己的顏色嗎？」我隨機指著一個從餐桌邊走過的女人問魯本：「像她呢？她是什麼顏色？」

「不，不是每個人都有。」魯本回應，朝她瞥了一眼：「我看到的顏色，主要是受到那個人的名字、穿著、我對他的感覺，以及他的吸引力所影響。」

魯本常看到的顏色是藍色、灰色、紅色、黃色、橘色。

他說：「例如，如果我覺得某人很有性魅力，我會看到紅色。這時聲音就不重要了，重要的是長相，因為那是你對一個人的第一印象。不僅人有顏色，音樂、圖畫、建築也有顏色。我喜歡的東西總是會讓我看到某種紅暈。」

相反的，魯本看到外型髒兮兮或有病的人時，通常會看到綠色的光暈；他看到樂觀快樂的人時，則是看到紫色的光暈。

「如果我不喜歡某人，他的顏色可能是黃色。黃色會讓我聯想到酸味。沒禮貌、粗魯或有某種態度的人，也會讓我聯想到黃色。所以，一個人出現那種行為時，他也會變成黃色。」

魯本不見得能解釋每個顏色與每個人的關係。例如，他哥哥是淺橘色，弟弟是灰色，母親是灰藍色，他也不知道為什麼。同樣的，他的父親是棕色。魯本通常把棕色和老人及他不感興趣的人聯想在一起，但他的父親並不符合那兩個條件。「在那種情況下，那就和情感無關了，而是跟他們的身分和聲音比較有關。」

魯本一邊啜飲著咖啡，一邊說，有時人的顏色也會改變。「幾年前我有一個男友。我記得我們第一次見面時，我覺得他是亮紅色。但他的聲音非常迷人，還有一雙碧綠色的眼睛，那兩個東西是如此的與眾不同，以至於混合在一起時，變成了他的顏色。他是淺灰色，其他人都沒有那種顏色。」

顏色影響著每個人的日常生活

顏色和情感的關係，在動物世界裡確立已久。例如，雌性動物常用紅色來表示體內荷爾蒙的改變與生育力的關係。某些雄性靈長類動物因展現攻擊性或統治欲，而使血液中的睪固酮濃度飆升時，身體也會漲紅。睪固酮會抑制免疫系統，所以身體漲紅也是在告訴雌性動物，雄性的身體肯定很健康，足以因應那樣的缺陷。

很多研究顯示，顏色也會影響我們。二〇一〇年，紐約羅徹斯特大學的心理學家丹妮拉・凱瑟（Daniela Kayser）做了一項簡單但引人注目的社會實驗。凱瑟想知道穿紅衣的女性是否真的比較有魅力，所以她和同仁要求幾位男士和一位穿紅色上衣或綠色上衣的女性交談。結果發現，男士與紅衣女性交談時，會問她比較私密的問題。在另一項實驗中，凱瑟請男士坐到一名女子附近，並為她的吸引力評分。當那個女子穿紅色上衣時，獲得的評分比穿同款式的綠色上衣更高[10]。

這個結果確實和我們的主流理念相符：紅色與女人的魅力、熱情、生育力有關。但男士請注意，凱瑟的同事安德魯・艾略特（Andrew Elliot）連續做了七項實驗。那些實驗證明，女性也覺得男性穿紅衣時，比較有吸引力、魅力、更討人喜歡。

顏色也會影響行為的其他方面。以人類來說，攻擊性和支配性都與臉色漲紅有關，因為血流量增加——這也許是我們以「seeing red」（火冒三丈）來代表生氣的原因。杜倫大學和普利茅斯大學的演化人類學家想知道，穿紅色上衣是否會利用我們對紅色的天生反應，從而影響運動比賽的結果。他們研究了英國足球聯賽五十五年的成績，發現紅衣球隊獲勝的機率，比藍衣或白衣球隊高出百分之二，比黃衣或橘衣球隊高出百分之三[11]。

事實上，在一系列的運動中，穿紅色衣服總是與獲勝機率較高有關。參與足球研究的羅伯・巴頓（Robert Barton）也分析了二〇〇四年奧運會上四項格鬥運動的比賽結果。儘管運動員是隨機被指定穿上紅色或藍色的服裝參賽，但穿紅衣的人贏得了百分之五十五的比賽[12]。

巴頓說，目前還不清楚為什麼會發生這種情況——紅色是否會影響穿著者、對手或裁判的觀感。他說：「有一些證據顯示，穿紅衣可以強化自信及提高荷爾蒙的濃度。」也有證據顯示，紅色可以影響裁判的判斷。一般人把紅色和駕馭、攻擊、憤怒聯想在一起，那可能會對對手的表現產生微妙的影響。

巴頓說：「為什麼那麼多的文化把紅色與同樣的東西聯想在一起，這是很有趣的問題。這顯示它有一定程度的普遍性——無論那是直接反映了演化遺跡，或是其他讓紅色如此顯眼的東西。」

儘管我們還無法確定原因，但顏色似乎在不知不覺中影響著每個人的日常生活。如果拉瑪錢德蘭的理論是對的（亦即我們的感官之間本來就有內建的各種關係），我們可能都有連接情感和顏色的結構聯繫，只不過大多時候我們是以不同的程度壓抑著那些關聯。或許這是紅色以微妙又挑釁的方式影響我們行為的原因。

至少，這可以給你一點建議，讓你知道第一次約會該穿什麼[13]。

情感與顏色的雙向運作

這時一位演奏手風琴的樂手靠近我們這桌，我們決定移往其他的地方繼續聊。我一邊聽著魯本講故事，一邊為我們的咖啡付了錢。他提到一些童年的事情，如今回想起來，似乎與他的聯覺有關。

他說：「我一直很討厭我的手。」他把雙手舉到我面前，「看起來像巨大的嬰兒手。」我強忍住笑意，因為他的手真的很像巨大的嬰兒手——肥肥胖胖的手指接在鬆軟圓潤的手掌上。

「怪的是，我用右手畫畫，而且我畫得很好，所以我開始喜歡右手，但我還是討厭左手。每次我想像我的手時，我會把右手想像成健壯的柯南（Conan，譯按：指電影《王者之劍》裡的主角，由阿諾．史瓦辛格飾演）角色，把左手想像成邪惡的小角色。我覺得那跟我的大腦可以根據情感來呈現強烈的視覺效果有關。」

魯本成長的過程中，也發生了一些奇怪的事情。有陣子，他看著某些東西時（例如老師、朋友，甚至他的狗），也會同時看到一個女人在跳舞，他無法視而不見。

這些奇怪的觀感，一開始是以跳舞的女人和手勢等影像若隱若現地呈現，但是到了十幾歲時，那些影像已經強化，變成了光暈。

他說：「顯然我腦子裡一直發生著奇怪的事情。」

我們漫步離開熱鬧的老城區，穿過迷宮般的小巷以尋找其他的餐點。我突然想知道，魯本看到的顏色是否會讓他對自己的情緒產生某種特別的見解。

我問道：「你曾經看到一個人散發著紅色光暈，然後心想：『哦，我應該很喜歡他吧』的感覺嗎？」

魯本笑了。

「不會，那不是那樣運作的。光暈出現時，那個顏色反映了情感的影響，所以它運作的順序是先看到人，產生情感，然後呈現顏色，所以我看到顏色時，已經知道自己的感受了。」

他停頓了一下。

「不過也有例外，有時是先看到顏色，產生情感，才看到人。」

他在人群中找了一會兒，接著指向一個路過的遊客。

「情感與顏色相連時，通常是雙向運作的。所以，我看到一個人穿著亮紅色的褲子時，由於我把紅色和愛情或吸引力聯想在一起，我可能會被那個人喚起興趣，或是對他比較有好感。你明明知道那樣想很愚蠢，不理性，但那個想法還是會進入你腦中，因為你無法忽視它。你必須告訴自己：

『你不能因為他穿紅色，就覺得他很好。』」

「所以你看到有人穿的衣服顏色會讓你聯想到粗魯時，你可能對他產生反感嗎？」我問道，並低頭看我的藍色洋裝，同時絞盡腦汁地回想，剛剛魯本說他把藍色和什麼情感聯想在一起。

「沒錯！」他說：「如果對方穿著很黃的衣服，或是我因為對方的聲音而看到他散發出綠色的光暈，我可能會覺得那個人不太好，因為他們的綠色讓我有某種感覺。」

「那不是有點麻煩嗎？」

「有可能，但重點是，我很清楚那些都是不理性的想法。我知道那些感覺很愚蠢，我必須抗拒它們。那些都不是真的。」

「你覺得你從出生開始就這樣嗎？」

魯本停下腳步，想了一下。「我可以感覺到，我一直可以看到人的光暈。但是，當你沒有經歷過不同的情況時，你不會意識到那是不尋常的感覺。」

事實上，魯本直到二〇〇五年才意識到他有聯覺。他和一個在格拉納達大學讀心理系的朋友一起出遊。朋友告訴他，她正在做一項聯覺的調查。魯本從來沒聽過那個詞，所以她解釋了那是什麼。

魯本像過去的許多人一樣，不明白為什麼那值得調查。

「我說：『喔，那有什麼好調查的？那很正常啊！』」魯本說。

他的朋友聽了很驚訝，說他可能是聯覺者。

魯本說：「接著，她突然臉色變得一片慘白，她想起我是色盲。」

色盲者的世界

為了在世界中看到五彩繽紛的色彩，我們是使用視網膜上一種叫做「感光體」的特殊細胞。它們會吸收光，把光轉成電訊。感光體有兩種：視桿細胞和視錐細胞。視桿細胞幫我們在昏暗的光線下看到東西，但是對顏色不敏感。視錐細胞則對紅色、綠色、藍色反應強烈。光波進入視錐細胞時，它們會對自己喜歡的顏色做出最佳反應，或者對接近的顏色做出較小的反應。例如，偏愛紅光的視錐細胞也會對橘色產生反應，對黃色產生輕微的反應，但是對綠色和藍色則毫無反應。這三種感光體的活動組合，會被送到視覺皮質的 V4 區，V4 會把那些活動解讀成構成這個彩色世界的各種色調。

然而，對魯本這種色盲人士來說，他們有一些感光細胞有缺陷，因此無法辨識整個色譜。魯本的色盲是一種常見的色盲形式，那種色盲難以區分帶有一點紅色或綠色的顏色。

他說：「我可以分辨萵苣的綠色和口紅的紅色，但是介於兩者之間的顏色就會混淆，難以分辨，例如紫色、有些藍色、橘色等等。」

魯本認為，色盲讓他對顏色抱有一點特殊的情節。他覺得那是他從來不去多想他在人、字母、建築的周圍看到光暈的原因。

「為什麼你對顏色會有複雜的心結？」我問道。

「讀幼稚園時，通常會畫畫，你會需要蠟筆，對吧？」

我點頭。

「我畫一個人時，可能會請同學給我粉紅色的蠟筆。其他的孩子會故意給我別的顏色，等著看我把那個人的臉塗成藍色。他們會故意開那種玩笑，我不喜歡那樣。那時你才三歲，你的唯一任務是學習顏色，偏偏你又學不好，那種感覺很糟，你懂嗎？」

魯本想起有一次他畫了一匹馬。他說，那匹馬畫得還可以，但老師走過來看時，覺得魯本畫得非常特別，並問他為什麼馬是綠的。

魯本說：「我想到我把馬畫成綠的，就覺得很尷尬。我只說：『因為這樣比較好看。』」

那位老師不知道魯本是色盲，她只想到版畫家法蘭茲．馬克（Franz Marc）有一幅名畫是畫紅色山坡上有幾匹藍色的馬。馬克用顏色來表達強烈的情感意義或目的。魯本的老師心想，她可能在這個小男孩的身上看到了某種難得的天賦。她非常欣賞魯本的作品，還特地請魯本的父母到學校來討論他的未來。

「她告訴他們，我畫了很多色彩繽紛的圖案，她認為我是神童。」魯本說，「我媽說：『呃，不，他真的不是！』」

但魯本的老師說得沒錯，魯本確實有特別的地方。

※

魯本的朋友從震驚中回過神後，帶著魯本去格拉納達大學見她的指導教授：認知心理學家艾米里奧．戈梅茲（Emilio Gomez）。

魯本說：「我們第一次見面時，他很激動。我想那是因為，從來沒有人料到色盲的人竟然也是聯覺者。」

戈梅茲見到魯本時之所以如此興奮，是因為他也許可以針對一個問題提出一套全新的見解。那也是我從雪倫家搭機返英時，第一個想到的問題：我的世界看起來像你的嗎？

科學家稱這個概念為「感質」（qualia）。為了理解它的意思，想像我是一個從另一個星球來造訪地球的外星人。我問你，你看著一顆紅蘋果時，看到了什麼？你可以告訴我，你看著蘋果時所發生的一切生理機制。你可以解釋光波如何觸及眼球及傳送訊號到處理顏色的大腦區域。你可以告訴我，其他看起來是紅色的東西，或者它們給你的感覺。但你的描述遺漏了某個完全無法形容的東西：你對紅色的實際觀感。我們基本上無法把自己對世界的體驗傳達給他人。

不過，現在我們開始意識到，我們不見得是以同樣的方式看待事物。二〇一九年二月，突然冒出一件藍黑相間的洋裝，那個例子最能說明這種情況。也許你跟我一樣，覺得那是一件白色和金色相間的洋裝。如果你碰巧錯過了當年最激烈的網路爭辯，其實那跟一張普通的照片有關。照片中有一件漂亮的藍黑條紋緊身洋裝。如果你還沒看過，我勸你現在馬上上網搜尋。那是二十一歲的蘇格蘭歌手凱特琳·麥尼爾（Caitlin McNeill）上傳的照片。她有一群朋友信誓旦旦地說照片裡明明是白色和金色相間的洋裝，所以她把那張照片傳到社群媒體上。沒想到，那張照片一夕爆紅，那些看到藍黑洋裝的人無法理解為什麼很多朋友是看到白色和金色。電視節目主持人艾倫·狄珍妮（Ellen DeGeneres）在推特上寫道：「從今以後，世界會分成兩種人：藍黑派或白金派。」

科學家連忙為此拼湊出一種解釋[14]。他們說，光線觸及物體時，一部分會被吸收，一部分會反射。反射光的波長決定了我們看到的顏色。觸及眼睛後方視網膜的光波，會啟動視錐細胞。視錐細胞的活動會被傳送到大腦的視覺皮質，那裡是負責處理視覺的所有面向，包括運動和物體識別，最後會產生對顏色的感知。到目前為止，一切聽起來都很合理。然而，這些光波實際上是當下你周圍那些光線的產物，那些光線是從你看到的物件反射出來的。照亮我們世界的光線會在一天之中不斷地變化，從黎明的粉紅光到辦公室裡日光燈的亮白光，以及中間的各種光線。大腦在你無意中會思考，什麼顏色的光從你看到的物體上折射，並做出一定程度的調整。這種機制讓你可以穿過陰影或進出明亮的房間，同時保持世界的顏色不變。

科學家認為，那件洋裝一定是存在某種感知的邊界上。換句話說，我們不確定那張照片是在什麼光線下拍攝的。所以有些人的大腦會為藍光做調整，因此看到白色和金色的洋裝；其他人（辨識正確的人）則是忽略了光譜的金色端，所以看到藍黑相間的洋裝。

我發現，看著那件洋裝時，很難不感到有點驚慌，因為它揭露了我們經常視為理所當然的「感質」：我看到的顏色不見得是你看到的顏色。

對戈梅茲來說，魯本的色盲和聯覺正好可以為這種莫名其妙的現象，提出獨特的見解。

但首先，他必須證明魯本說的都是實話。

我們的世界是否看起來一樣？

當天，魯本盯著一百張圖，並從一張色表中指出每張圖呈現的色暈。那是二〇一〇年，戈梅茲要求他完成這項任務，以便記錄下來魯本眼中的光暈與特定人臉、動物、字母、數字之間的關係。由於測試的圖案很多，魯本不可能記住每一張。

一個月後，戈梅茲又要求魯本重複那次任務，第二次的回答幾乎和第一次完全一樣。

戈梅茲的團隊對於魯本通過測試感到滿意，接著他們為魯本設計了一個個人化的斯特魯普效應（Stroop test）。這個測試的原始版本是要求參試者說出某個字是什麼顏色寫出來的，而不是那個字的意思。例如，如果「紅」這個字是以藍色墨水書寫時，參試者應該說「藍」。當文字和墨水的顏色相符時，這個任務很容易。我們讀字的速度比大腦處理顏色的速度還快，所以字和墨水顏色不一致時，大腦就會出錯，需要更長的時間才能答出正確的答案。

戈梅茲的團隊對這個測試做了一些調整，以評估魯本的說法是否屬實。在一個實驗中，他們請他說出一個數字是奇數，還是偶數，但以彩色墨水來寫那些數字。那些墨水的顏色中，有的和魯本看到的數字光暈相符，有的是對比。

數字的顏色與光暈的顏色相符時，魯本的反應速度較快。這裡所謂較快，不是快幾秒，而是每次只快幾分之一秒——那是不可能持續偽造出來的。由於這些數字的顏色對於看不到光暈的人來說很隨機，所以他們不管顏色和色暈是否相符，反應時間都差不多。

戈梅茲確定魯本說的是實話後，開始設計一種方法來判斷魯本看到的光暈是否影響他的行為。為了客觀地做到這點，他需要測試魯本無法用意識掌控的行為：心率。

戈梅茲發現，魯本看到照片的光暈和照片的內容不符時，心率會輕微上升。例如，一個帥哥穿著綠衣的圖片，因為帥哥吸引他的感覺與綠衣讓他產生的情感是不一致的。魯本認為那種圖對他來說是「情感矛盾」。

相反的，沒有「情感－顏色聯覺」的人做同樣的測試時，心率完全不會波動[15]。

戈梅茲說：「我們可以合理地推論，魯本的身體反應是『感質』（對顏色體驗）的獨特結果。」

雖然那次的實驗無法確切地告訴我們魯本看到什麼，但那確實回答了我的問題：我們的世界是否看起來一樣？答案是否定的。

腦中可以看到現實生活中不存在的色彩

魯本和我討論這個複雜的概念時，他說了一句話，讓我突然在馬路上停下了腳步。他說，雖然在現實生活中他無法分辨綠色的深淺，但他可以看到多種綠色的光暈。「我腦中只有一種紅色，就是現實生活中看到的那種，但我可以看到多種綠色，不止一種。」

他的這番自白令我大吃一驚。那表示魯本腦中可以看到現實生活中不存在的色彩。他把那種現象比喻成夢中看到某人：「你看不見他們的臉，但你知道那是誰，不管他們是長什麼樣子。」

他看到的光暈還有一些特質是在現實生活中不存在的。他說，那些顏色有紋理、半透明。「有些還會閃閃發光。」

後來發現，這世上只有另一個人跟他一樣擁有「聯覺兼色盲」這種罕見的組合。那個人是史派克・賈漢（Spike Jahan），他是拉瑪錢德蘭的學生。賈漢去聽了拉瑪錢德蘭談「聯覺」的演講，演講結束後，他立刻上前告訴拉瑪錢德蘭，他是色盲，無法分辨紅色、綠色、棕色和橘色，但他有「數字－顏色」聯覺。而且，他腦中看到的色彩帶有現實世界中從未見過的色調，他稱之為「火星色」。

我請拉瑪錢德蘭為我解釋這個神祕的現象。他說，賈漢的視錐細胞有缺陷，所以他無法在現實生活中看到某些顏色。然而，那些缺陷是在眼睛裡，而不是在大腦中。他的腦中處理顏色的部分還是完全正常的。不知怎的，賈漢看著一個數字時，大腦會正確地處理數字的形狀，但交叉線路會啟動視覺皮質中的顏色區域，從而觸發他在現實世界中看不到的顏色感覺[16]。

雖然拉瑪錢德蘭沒有研究過魯本，但他猜想，魯本的腦中也是發生類似的情況。也許他腦中處理情感的部分能夠刺激視覺皮質的區域，那使他能夠感知到現實中看不到的多種綠色色調。

雖然這些只是單一案例的研究，但這些研究也顯示「感質」神祕的另一面。賈漢與魯本的火星色顯示，你所謂的「紅色」，不完全是由光波或你眼中的感光體所決定，而是你腦中某些顏色區域啟動時所產生的一種先天概念。也就是說，顏色不見得是透過視覺刺激啟動的，而是一種體驗，那可以是形狀、聲音或情緒的特質。

拉瑪錢德蘭說，也許在未來，我們單獨刺激這些顏色區域時，就能發現那會產生什麼奇怪的體驗，例如一種紅色的感覺，一種紅色的聲音或味道，一種與特定物體無關的奇怪紅色質量？他說，也許到那個時候，我們就能確切知道什麼是「紅色」了。

※

這些想法分散了魯本和我的注意力，所以我們在不知不覺中來到一家旅人餐館，坐在外頭，點了難吃的海鮮飯。那頓飯實在是難以下嚥，我一邊推著食物，一邊問魯本，那些光暈如何影響他的日常生活。

他說，他對腦中發生的事情感到好奇，也樂於參與實驗，但平時他會盡量忽略那些光暈。

「平常我不太想光暈。」魯本皺著眉頭，抽了一口電子菸，「我想，那是因為你停下來想太多的話，會覺得自己很蠢。」

我說，換成是我的話，我可能會想要利用光暈，讓我的自我感覺更良好。「或許我會穿紅衣，因為那可以讓你覺得更有吸引力。」

他搖頭。「你可能會因為某種情感和顏色的關聯，而想要穿那個顏色的衣服。你可以那樣做，但是那樣做也很愚蠢，因為那是你自己的語言，沒有人跟你說一樣的語言。」

我告訴他凱瑟對穿紅衣的男性和女性所做的實驗，我說，其實我們可能或多或少都說他的語言。「那很有意思。」他說：「知道我自己不是那麼奇怪，還挺欣慰的。」

他低頭看一下自己的黑色上衣。

「其實我沒有任何紅色T恤，我主要是穿黑色和白色。我以前從來沒想過為什麼，但也許我這樣穿是因為我對黑色或白色不會產生多大的情感。」他微笑地抬起頭來：「又或者是因為黑色和白色比較適合我這種壯漢。」

我示意結帳時，魯本問了我一個問題：「妳想知道我看自己時，是看到什麼顏色嗎？」

「想啊！」我沒想到他也可以從鏡子中看到自己的光暈。

他的表情看起來有點尷尬，他說：「紅色。我知道那聽起來好像我很自戀，感覺很佛洛伊德派。但我想那是因為我喜歡我自己，對自己很滿意。」

每個人的世界可能看起來都獨一無二

魯本好意說要開車送我去機場。我們走向汽車時，我觀察周遭的景色，背景是深藍色的內維翁河和深綠色的山脈。如果顏色的感覺確實是天生的又可以被任一種感覺觸發，而且每個人或多或少都有聯覺，那麼我們即使沒有魯本那種極端的感官異常，也能以稍微異於彼此的方式體驗世界。或許我們對「感質」這件事唯一能確定的是，你的紅色永遠不會和我的紅色完全一樣。這個概念讓我不禁感到興奮，想到我的世界可能看起來獨一無二，我就覺得很有趣。世界有一種獨一無二的模樣是只有我能看到的。

魯本和我一起過橋，並沿著河邊的小徑漫步，這時我的思緒轉到一個我今天一直想問的問題。

「魯本？」

「什麼事？」

「我有光暈嗎？」

問這個問題，感覺很奇怪。我知道他看到的光暈不見得代表某種特定的情感，但我還是希望我的光暈不是綠色。

他停下腳步，看著我，把頭歪向一邊，接著說：「有，妳的光暈是一種橘色。」

「呼！還好！」

「我覺得我之所以會看到那個顏色，是因為那是妳聲音的顏色。而且，如果我想到妳，一開始妳是半透明的，因為那是妳名字開頭的顏色，之後才轉變成橘色。所以妳像帶點半透明感的淺橘……。」

這時一個打赤膊、穿著藍色小短褲的跑者正好跑過我們身邊，使魯本的話講到一半就停住了。

魯本盯著那個瘦長的身影，看到汗珠從那個人身後的髮梢滴下來。他從眼角瞟了我一眼，搖搖頭笑了。

「絕對不是紅色。」

Chapter

4 湯米：性格一夕切換，從惡棍變大好人

二〇一二年九月，湯米因肝病過世。我聽到他的死訊時，把我們過去的所有對話、電郵、信件全拿出來重讀一遍。那封最後收到的電郵，似乎是複習這一切的不錯開端：「海倫，我看著鏡中的自己。我看到一個陌生人，但他看起來很快樂。祝一切都好。」

二〇〇〇年，教師盧克發現自己陷入很糟的狀況，他對兒童色情愈來愈感興趣。他開始上網收集許多有關兒童和青少年的色情雜誌和照片，也開始到按摩院召妓。他極力隱瞞這些行徑，他知道那些行為絕對是錯的，但後來他說，「享樂原則」凌駕了他的自制力。後來他開始對繼女毛手毛腳，繼女告知他的妻子，盧克的戀童癖才曝光，他也因猥褻兒童而遭到逮

捕。

法官告訴盧克，他必須去參加一個治療性上癮的十二步療程，不然就得面臨牢獄之刑。盧克選擇參加療程，卻因為再三要求護理人員提供性服務而遭到驅逐。判決宣布的前一晚，盧克前往維吉尼亞大學醫院。他說他頭痛，擔心自己強姦女房東。醫生掃描他的大腦，宣布一個出乎意料的震撼消息：他的右眶額皮質有一個雞蛋大小的腫瘤，那個區域位於大腦的最前端。雖然每個人的這一區有很大的差異，但愈來愈多的證據顯示，這區和盤算我們可能因特定的行為而得到哪種獎勵或懲罰有關，也提供我們動力、動機和判斷。

外科醫生為盧克切除腫瘤後，他的戀童癖就突然消失了。七個月後，法院認為他對大眾不再構成威脅，讓他回家與家人一起生活。幾年後，盧克的戀童癖又復發了，這次他直接前往醫院。掃描顯示，同一個位子又長出腫瘤。移除腫瘤後，他的性格又恢復正常[1]。

我們的性格本質上是脆弱的，但很少例子像盧克那樣清楚地證明了這點。不過，性格的變化並不罕見。美國有超過五百萬人罹患阿茲海默症，那個疾病會嚴重影響到一個人的性格。在英國，每三分半鐘就有一人中風，中風可能導致心情、價值觀、衝動性格的暫時改變或永久改變。我們通常認為自己的性格是固定、牢靠的。但事實上，性格可能迅速離我們遠去。

我提筆寫這本書的幾年前，在網路上認識一個有不同性格的人。他不是只有一種性格，而是有兩種，而且兩種性格截然不同。他叫湯米．麥修（Tommy McHugh），自從血管破裂損傷大腦後，他的行為、思想、動機就徹底改變了。但我只認識他的一面——亦即中風後的他。所以我決定去拜訪他的女兒，以深入瞭解我們的性格來自何處，以及一生中經歷兩種性格是什麼感覺。

殘暴期的湯米

湯米的故事是從一顆馬鈴薯開始的。一開始，只有少數幾株馬鈴薯出現灰綠色的斑點，接著那些斑點愈來愈大，變成棕色，而且又粗又硬。不久，那種真菌就蔓延到附近的農作物上，最終摧毀了整片農田，形成後來眾所皆知的「愛爾蘭大饑荒」——愛爾蘭當地爆發大規模的饑荒和疾病，導致上百萬人喪命，還有上百萬人移民他鄉。

一八四五年到一八五二年間，數千個家庭在愛爾蘭海對岸的利物浦定居下來，但他們並不受歡迎。饑荒結束幾年後，擔任首相的班傑明．迪斯雷利（Benjamin Disraeli）公開鄙視愛爾蘭人，說他們是「野蠻、魯莽、懶惰、善變、迷信的種族」，「與英格蘭的性格毫無共鳴」。他說，愛爾蘭人的幸福理想是，「不斷地交替上演宗族紛爭和粗俗的偶像崇拜」。由於當地人有這種偏見，許多愛爾蘭的移民每天都面臨迫害、歧視和人身攻擊。

儘管湯米是饑荒結束一百年後才誕生的，利物浦當地對愛爾蘭人的歧視依然普遍。即使他講話有濃濃的利物浦腔，還是無法掩蓋他出生於貧窮愛爾蘭家庭的事實。他很快就學會如何在學校避免遭到精神及身體上的霸凌，就像他的兄弟姊妹那樣（他的母親生了十二個孩子）。

我和湯米第一次通電話時，他說：「遇到任何辱罵嘲諷時，我們絕對是以牙還牙。我從小就學會用拳頭打架。」

他也學會隱藏自己的情緒——那是他從父親身上記取的教訓。湯米說他的父親雖然工作勤奮，但也是個酒鬼，「帶回家的錢總是比該帶的還少。」

因此，湯米經常偏離正軌。

「以前日子過得很苦，我又調皮搗蛋，不時地輟學又復學。吸毒、偷竊、打架，什麼壞事我都幹過。」

※

湯米的女兒希羅說：「爸爸告訴我們，他不得不偷別人的鞋子，因為他連鞋子都沒有。」

現在我是在希羅位於白金漢郡的家中，就在倫敦的郊外。這時正值午餐時間，烏雲籠罩著全郡，天空黯淡無光。我們坐在餐桌旁，面對著客廳，希羅的小兒子伊薩克正在客廳裡搭造一條大型的木製車軌。電視上播放的卡通迅速地閃過一幕幕彩色的畫面，伊薩克覺得那是一種消遣。那也是稍早前他提出來的交換條件：只要打開卡通，他就願意乖乖地在客廳裡玩耍，讓我和他母親好好地交談。

我請希羅談談她的父親。我想知道湯米是怎樣的父親，她對他以前的記憶，他以前是什麼樣的人。

她說：「他年輕的時候，幾乎只為了生存而奮鬥。他和其他人到處偷他們需要的東西。他的兄弟中，很少人沒坐過牢。他從來不會情緒化，從來不會。」

湯米後來變成建築包商，跟青梅竹馬結婚，生下希羅和她的弟弟史考特。

儘管缺乏正規教育，但湯米很愛閱讀。希羅小的時候，湯米會讀《魔戒》給她聽。希羅十幾歲時，自己重讀了那三大冊。當她發現她喜愛的故事情節大多不在書裡時，她很失望。

「我發現我爸一定是自己掰了很多章節。當時我心想：『比爾博（Bilbo）做這件事或遇到那個人的片段在哪裡？』」

希羅說，情況好時，他們過得很好。「他幽默風趣，我的朋友都說，他們希望有那種父親。」

不過，有時湯米也會陷入她所謂的「難以置信的黑暗時期」。那時湯米必須努力抵抗內在的憤怒和侵略性，常吸食海洛因之類的毒品。

「你永遠不會知道你是接觸到哪個爸爸。他喝醉時，可能很暴力。有時我媽會幫我們打包行李，把我們送走。他會威脅她說：『妳要是離開我，我會找到妳，把房子燒掉。』」

這時希羅的聲音轉趨輕柔。

「但他很擅長讓一切回歸正軌，表現得很好、很棒。他會跟你聊天，玩得很開心。這種好日子會持續一段時間，一切都很美好。但接著，黑暗又回來了。」

個性究竟是先天基因還是後天環境造成的？

性格的差異在現實生活中顯而易見，但難以客觀地研究。許多科學家試圖以特質，或是長時間較為穩定的行為型態、思想與情緒來定義性格。性格的特質極其多元，一般常分成「五大性格特質」（Big Five），亦即開放、盡責、外向、親和、神經質。

開放是指有普遍的好奇心，以及接受新體驗、資訊、想法的意願。盡責是指控制衝動、規劃生活、展現自律的能力。外向的人通常喜歡參加各種活動，個性健談，充滿自信，樂於成為關注的焦點。如果你很隨和，喜歡與人相處，你可能比較願意妥協，個性良善、大方、體貼。最後，神經質是衡量你有多焦慮，以及你陷入負面情緒的傾向。一般認為，這些特質在一個人身上存在的程度，可以預測其性格。

然而，是什麼原因讓我們展現出這些特質呢？我們的個性究竟是先天的基因造成的，還是後天的環境造成的？為了找出答案，我們需要去一趟俄亥俄州，那裡有一對不尋常的兄弟。

吉姆．路易斯（Jim Lewis）和吉姆．施普林格（Jim Springer）是同卵雙胞胎，出生幾週後即被拆散，由不同的家庭分開領養並改名。三十九年後，他們重新聚首，發現他們不僅名字相同而已，兩人都患有緊張性頭痛，習慣咬指甲，在執法部門工作，喜歡做木工，抽 Salem 香菸，開同一款汽車，在佛羅里達的同一個海灘度假，都娶了名叫琳達的女人，但離婚後再娶的女人都叫貝蒂。兩人都有兒子，分別叫詹姆斯．艾倫．路易斯（James Alan Lewis）和詹姆斯．艾倫．施普林格（James Allan Springer）。他們甚至連愛犬的名字都一樣，都叫 Toy。

這只是巧合嗎？加州州立大學富勒頓分校的行為遺傳學家兼演化心理學家南希．西格爾（Nancy Segal）說，情況沒那麼單純。這對雙胞胎的故事促成了一項開創性的實驗，名叫「明尼蘇達雙胞胎分開撫養研究」（Minnesota Study of Twins Reared Apart），始於一九七九年。過去二十年間，明尼蘇達大學的研究人員追蹤研究了出生不久即分開撫養的雙胞胎。他們總共研究了一百三十七對雙胞胎，其中八十一對是同卵雙生，五十六對是異卵雙生。

幾位研究員（包括西格爾）分析了那項研究的資料，連同另一份雙胞胎一起長大的登記資料。他們得出一個驚人的結論：在性格方面，分開撫養的同卵雙胞胎和一起撫養的同卵雙胞胎是一樣的。基因對有些特質的影響超過百分之五十，包括領導力、服從權威、抗壓性、膽怯性等等[2]。

研究結果顯示，先天比較害羞的孩子，可能在成長過程中變得更害羞或比較不害羞，但不太可能變成非常外向的成年人。

我問西格爾，當初她是否料到會有如此戲劇性的結果，她說：「那結果確實出人意料，我們原本預期看到分開撫養的同卵雙胞胎會有較多的差異，但我們就是找不到。」

那些研究受到很多批評——其中一個存在已久的評論是，雙胞胎可能只是因為長得太像，而擁有相似的性格。長相相似時，容易引發對方做出同樣的行為。

二〇一三年，西格爾找到驗證這個理論的方法。如果外表確實會促使別人產生特定的行為，那麼長相相似者（面貌相似但基因不同）的性格相似點，應該和同卵雙胞胎類似。

為了找到答案，西格爾從加拿大法裔攝影師弗朗索瓦·布魯內爾（Francois Brunelle）的專案中招募了二十三對長相極其相似的人。布魯內爾多年來一直在拍攝這種黑白肖像。西格爾給每位參試者一份問卷，運用「五大性格特質」及其他特質（例如自尊）來評估他們的性格。結果如何呢？那些長相相似的人並沒有明顯的共同性格，而且相較於同卵雙胞胎和異卵雙胞胎（無論是一起長大或分開撫養的），他們的性格相似度也低很多[3]。

所以吉姆雙胞胎的相似處那麼多，主要是因為他們有相同的基因嗎？西格爾說：「這不是說有某種特定的基因會讓我們想到同一個海灘度假，但你為什麼會選擇去海灘度假呢？那可能是因為你怕冷，或者你善於交際，喜歡人多的地方。這些東西有一定程度是由基因傾向決定的。整體來看，它們或許可以解釋，為什麼你挑選某個度假目的地的機率比挑選其他的地方還高。」

不過，在「先天 vs. 後天」的爭論中，後天仍扮演重要的角色。關於環境對性格的影響，最引人注目的驗證，是一九九〇年代倫敦國王學院的羅伯・普羅明（Robert Plomin）和同仁做的一系列研究。他們的研究顯示，獨特的生活經歷對同卵雙胞胎和異卵雙胞胎的幸福感和憂鬱度影響最大[4]。

這類研究都不完美，但研究結果顯示，我們並未遺傳一套永遠不變的性格藍圖。基因可能讓我們更容易走上某些路徑，但環境會持續在一生中塑造我們的性格。

有時，性格甚至可能在一夕間丕變。

性格一夕丕變

湯米長期為頭痛所苦，那痛苦從未消失。但這不罕見，他告訴我，大家常看到他頭上綁著腰帶，以紓解糾纏他數週的偏頭痛。

某天他蹲在馬桶上看報紙，事情就發生了。

「我突然感到左腦爆炸，不支倒地。我想，當時唯一讓我維持清醒的意念是，我不想被人發現我脫著褲子不省人事。我勉強站起來，拉起褲子，這時頭的另一邊也砰了一聲。」

湯米因動脈瘤破裂而出現蜘蛛膜下腔出血。破裂的血管把血液噴進大腦及大腦的周圍。他的第二任妻子珍發現他有異狀，連忙把他送往醫院，外科醫生對他動了十一個小時的手術。醫生告知希羅和其家人，湯米可能需要很久以後才會醒來。

※

希羅說：「有一次，我爸需要去沙烏地阿拉伯工作一陣子，當時我大概只有三、四歲。他持續寫信給我，每隔兩三天就寫一封。我十三歲時，某天看到那些信的信封，注意到所有的郵票都來自利物浦。我問我媽為什麼，她說那是因為我爸會把信件交給別人帶回英國，那些人回英國後再從利物浦寄出。」

※

醫生設法止住湯米腦部的出血，但湯米的大腦無疑已經受損。醫生看到他術後幾天就在床上坐起來，對此感到欣慰。遺憾的是，後來出現意想不到的後遺症。

「我一醒來就馬上意識到，有些事情不一樣了，」湯米說：「我的想法完全、徹底地改變了。」

※

希羅說：「我十六歲時，才知道我爸入獄服刑的事。那時剛上大學，一個女孩說，她們的隔壁鄰居也姓麥修。每個人都認識姓麥修的人，因為這個姓有太多人了。總之，那女孩說，隔壁那戶姓『麥修』的人家都坐過牢，其中一人甚至因謀殺入獄。我回家問我媽是怎麼回事，才知道我爸沒去過沙烏地阿拉伯，他一直在獄中服刑。」

警方在一張偽造的支票上，發現一枚指紋——那是湯米的指紋。他聲稱那是不可能的，因為那根手指在他十六歲打架時就已經折斷了。從那時起，那根手指就轉向奇怪的方向，無法彎曲。

希羅說：「他一直否認涉案。」這時希羅猶豫了一下，我也不知道她是否相信那是真的。「他說那根手指永遠不可能碰到支票。但他又做了很多壞事，他說他遲早會因為某件事被捕，所以與其因其他案子入獄，還不如因這件事入獄服刑。」

大腦好像進入超速運轉的狀態

我請湯米描述一下他術後醒來的感覺。

他說：「一開始我很情緒化，連傷害一隻蒼蠅都於心不忍。」

湯米環顧病房，並望向窗外的地面。「我可以看到一切事物的美好，腦中充滿了許多前所未有的想法。我突然有了那些情感、關切和擔憂。我可以感受到內心陰柔的一面。」

希羅說：「手術前後判若兩人，他變得非常情緒化，動不動就哭，有時很傷心，有時很開心。以前那個他似乎完全消失了。」

湯米突然開始欣賞世界的美好，以及內心那些全然不同的情感，但那還不是他術後經歷的唯一變化。他從醫院的窗戶往外看時，會看到樹木冒出數字。

我以為我聽錯了，不禁問道：「你看見樹上有數字？」

「不是，那些數字是在我的腦中。」他說：「數字3、6、9——而且我說話還會忍不住押韻。」

「押韻？」

「對，我時時刻刻都有押韻的衝動。」他笑了：「我動不動就自創打油詩，新玩意兒，舊玩意兒，我獨自飄蕩像朵雲兒。我可以把詩句倒背如流，橫著背，斜著背，你怎麼考，都考不倒。」

手術一個月後，湯米已經可以出院返家了。醫生不太清楚他到底出了什麼問題，他們只知道腦出血可能損傷腦中某些部分，但是動緊急手術時，醫生在他腦中插入金屬夾以止血，那表示湯米無法再做進一步的掃描以確定腦部損傷的區域。

湯米描述他的大腦好像進入超速運轉的狀態，他說：「如果我在大腦內走一圈，會看到很多資訊，包括角度、語言、結構、數學、色彩繽紛的圖案。我看任何東西都會迸發出六種記憶或情感或氣味，它們各自在腦內盤旋一會兒，接著其中一個想法會碰撞另一個想法，那又激出六種不同的想法，那六個想法的邊緣相互碰觸，又創造出六個想法。所以，我的腦中不斷受到這些型態、細節、資訊、臉孔的轟炸。那就好像在一條無盡的資訊走廊內行走一樣。」

「我的大腦就像蜂巢裡的蜜蜂，」他說，幾乎喘不過氣來：「在大腦的中間，你看到的都是被保鮮膜包住的蜂巢細胞。你碰觸那些小蜂巢細胞時，許多細胞會剝離開來，就像閃電擊中腦細胞那樣。然後，那個細胞會冒出一座火山，噴出像洗碗精那樣的泡泡，附帶數十億張圖像。它們像埃特納火山（Mount Etna）噴發的岩漿那樣，傾瀉而下，永不停歇。每個泡泡裡都有數百萬張圖像。那些都發生在腦中的瞬間，我覺得我好像看到『大腦無窮無盡』的證明。那真的難以想像，太不可思議了，我們只用了大腦的極小部分。」

我想打岔，但他又繼續說。

「我的腦中充滿了無盡的細節，但我的學歷太低，無法瞭解腦中冒出的所有資訊。它告訴我，世上有五花八門的語言，海量的知識。它給我一丁點的資訊，一咪咪的暗示，以便我想用的話，就可以拿去使用。我覺得我只要受到恰當的觸發，就會說義大利話，那些東西都在我的腦內。我覺得每個人都擁有許多天賦，但我們不知道那些天賦就在腦中，因為我們從來沒被迫使用它們。這就是我在腦中看到的情況。」

後來，湯米又做了更多的解釋，我實在很難打岔。你只要跟他聊五分鐘，就會發現他的大腦不斷受到想法及關聯的轟炸，那種無盡的轟炸會反映在他的言語上。他的思緒在不同的概念之間迅速地跳躍，想法瞬息萬變。

湯米常寄給我數頁電子郵件，裡面都是他跟我通電話時忘了告訴我的事情。有些東西寫得很正常，有些東西寫得像詩歌一樣。

他講話時穿插的描述，有時充滿想像力，有時又充滿洞見。他常給人睿智的感覺，但我回頭聽我們的對話錄音時，常發現他的比喻模稜兩可，甚至雜亂無章。

某天他說：「我感覺自己好像抽離了《駭客任務》裡的母體（Matrix）。突然間，我與過去的生活脫節了，過去的生活只能看到造物主希望我看到的樣子。」

他說：「海倫，我很慶幸我有點傻，否則我會看到太多的現實。」

可以想見，湯米的家人對他那永無止境的吟詩作對、哲學思考、以及多愁善感的性情覺得有點難以適應。

希羅說：「他變得很不一樣，整個世界都顛覆了。」

每個人都認為，只要給湯米足夠的時間復原，他應該會恢復以前的樣子，大家應該會再次瞥見他黑暗的一面，但那從未發生過。

不是每個人都喜歡後來的那個湯米。有些人希望他回到以前的樣子，有些人欣然地接納新的湯米，但後來因為找不到共通點或擔心那是偽裝的而漸行漸遠。

希羅說：「他有很多兄弟都希望他恢復原來的樣子，其中一人總是想辦法拉他去做壞事。」

湯米的第一任妻子，亦即希羅的母親，也很難接受新的湯米。希羅說：「即使在血管爆裂十年後，我媽仍然不相信他真的改變了。她依然覺得那個壞人仍存在他內心的某處。」

大腦的上半部和下半部

為什麼性格會出現如此巨大的轉變？為了理解這點，首先我們必須放棄流行文化不斷強調的一個概念：我們要麼是左腦人，不然就是右腦人。這個理論在一九六二年冬季提出，當時退伍軍人威廉・詹金斯（William Jenkins）正在洛杉磯懷特紀念醫院內等候手術。

知名的神經科醫生羅傑・斯佩里（Roger Sperry）正準備把詹金斯的大腦分成兩半。詹金斯在二次大戰期間因爆炸受傷，從那時起，他每天常癲癇發作多達十次。斯佩里認為，切斷連接兩邊大腦的胼胝體後，應該可以減輕詹金斯的癲癇。在動物身上的實驗顯示，那樣做不會損害認知能力，兩邊大腦可以各自獨立運作。

手術很成功，詹金斯的認知能力表面上看來沒變。但是對他和其他的裂腦患者（split-brain，亦即連接左右腦的胼胝體受損到一定程度的症狀）做進一步實驗時，結果卻揭露出不同的狀況。例如，他們證明左腦掌控身體右側的活動，右腦掌控身體左側的活動。研究也首度證實，左右腦各司不同的任務。例如，左腦比右腦更健談，右腦只能產生基本的單詞和片語，左腦比較擅長分析和數學。右腦主要是負責空間、方向和音樂，它比較擅長辨識人臉，理解語言的情感內容。

那項研究為斯佩里贏得了一九八一年的諾貝爾獎。不久之後，一種新的人格理論誕生了。那個理論主張，你是左腦主導或右腦主導，決定了你是邏輯分析型、還是創意感性型。即便是今天，我們在大眾媒體上還常常看到這個理論。

事實上，大腦雖然有截然不同的區域，每個區域各有不同的功能，但絕對沒有證據顯示健康大腦中的任一邊腦袋居於主導地位。以語言為例，雖然左腦幫我們產生複雜的語言，但右腦讓我們在言語上更有技巧。以「I'll show you the ropes」（意指「指點竅門」）這句話來說，你需要左腦的幫忙以產生正確的語序，右腦則是幫你理解言詞的比喻。

哈佛大學的名譽教授史蒂芬・柯思林（Stephen Kosslyn）表示，我們不該以左右腦來思考自己，而是應該以上下腦來思考，尤其是上下腦之間是如何互動的。

大腦的上半部包含大部分的額葉皮質和頂葉，下半部包含一些額葉皮質，但主要是顳葉和枕葉。柯思林說：「我們用這種方法來區分大腦時，就可以概括其作用。大腦的上半部負責制定及執行計畫，大腦的下半部負責解讀外來資訊並賦予意義。」

柯思林說，切記！我們時時刻刻都在使用上下兩半部。「它們是單一系統，重點是看它們如何互動。」

例如，我在酒吧中看到我爸在對面，我之所以會認出他，是因為大腦的下半部解讀我從眼睛收到的感官輸入並賦予情境，而啟動我對父親的記憶。誠如第一章有關鮑伯的描述，記憶與其他的記憶相連，所以想到我父親會讓我聯想到他喜歡打網球，喝哈維優質苦啤（Harvey's Best Bitter），對英國王儲查爾斯王子的夫人卡蜜拉（Camilla Parker Bowles）有好感。

但我可能不需要知道那些資訊，我可能想邀他參加有獎搶答活動，或請他給我一些會計上的意見。這時我的大腦上半部就說話了，它的任務是規劃及執行計畫，但它無法獨自完成。它需要從大腦的下半部接收資訊（關於我想和我父親談的事情以及我對那件事的感覺），以便規劃行動計畫，然後執行。如果那個計畫效果不彰，大腦的上半部會再次和下半部會商，調整行動以更正錯誤。

柯思林那個理論的關鍵是，在某些情況下，我們會比較依賴大腦的上半部或下半部。那些情況下，主導的那部分會決定我們的性格。

例如，如果我們同時善用大腦的上半部和下半部，我們會執行計畫，並詳細思考結果。但是在大腦下半部主導的情境中，我們比較可能深入思考周圍看到的東西，解讀一段經歷的細節或事件的後果。

處於這種模式的人，比較不會根據這些資訊去執行計畫。相反的，在大腦上半部主導的情況下，你比較可能積極行動，別人可能覺得你很有創意、積極進取，但你比較不會去考慮後果，柯思林說那是「莽撞」模式。

柯思林說，當上半部和下半部大腦都不主導時，一個人就不會糾結於某個經歷的細節，也不會主動開始制定未來計畫，而是「活在當下」，讓外部事件來支配行動。「他們善於團隊合作——不是每個人都適合當頭。你需要像士兵那樣的人，不去探究行動背後的原因，而是做當下該做的事。」

如果你想知道主導你大腦的模式是哪一種，柯思林設計了一個測試，你可以上網自我評估：http://bit.do/topbrain。

柯思林在著作《上腦與下腦》[5]（*Top Brain, Bottom Brain: Surprising Insights into How You Think*）中指出，他的理論可以解釋為什麼我們會看到性格突然不變。以費尼斯・蓋吉為例，前面提過，蓋吉以鐵棒填塞炸藥時，遇上可怕的意外事故，導致鐵棒穿透顱骨。歷史記錄顯示，事故發生前，蓋吉非常足智多謀，擅長從經驗中學習以便規劃未來。這些特質使他在幾乎沒受過正規教育下，依然在建築業中步步高升。但事故發生後，他性格丕變，常飆髒話，規劃了很多計畫，但又經常變卦。

蓋吉過世後，他的顱骨捐做科學研究，目前安置在哈佛醫學院華倫解剖博物館（Warren Anatomical Museum）的一個小玻璃盒中。研究人員運用那個顱骨來重建其大腦的損傷。他們發現，他的額葉皮質中約有一一%的軸突（神經最長的部分，電脈衝傳播的途徑）受損，也就是說，大腦上半部與下半部的額葉皮質之間，有一些連接被切斷了。

柯思林寫道，那創傷不僅改變其行為（例如他會忍不住飆髒話），也損及上下腦協同運作的能力。

蓋吉以前很會動腦筋，深思熟慮，但現在變得很衝動，情緒不穩。他的大腦下半部顯然會不當地干擾上半部，削弱他堅持計畫的能力，或是在收到計畫效果的最新意見時，隨即更改計畫。他腦中充滿了情緒波動，無法做出適切的反應。

我在想，這個理論是否也能解釋湯米腦中的狀況？

一夕之間接觸到他「以前不知道存在」的情緒

為了找出答案，我決定去拜訪湯米出事以後才和他培養出密切關係的人：波士頓麻州綜合醫院的神經科醫師愛麗絲．弗拉赫提（Alice Flaherty）。

湯米手術後不久，就寫信給弗拉赫提，問她能不能告訴他更多有關其新性格的資訊。我問弗拉赫提他們最初通信的情況，她說：「他很有吸引力，寫的信非常迷人。」

弗拉赫提想請湯米到她位於美國的實驗室，但因為他有犯罪前科，無法取得簽證。最後，弗拉赫提親自去了利物浦幾天。她說：「我真的很喜歡他，他完全無法傷害任何人，就像耆那教（Jain）的僧侶一面走、一面掃地以免踩到蟲子那樣。他照顧附近的每隻流浪貓。以前他的外表看起來像剛強的硬漢，後來突然變得心腸極軟。」

弗拉赫提不想用柯思林的上下腦理論來推測湯米腦中的狀況，而是根據我們對大腦受損區域的瞭解來推斷。弗拉赫提說：「以湯米的情況來說，我們知道腦出血是發生在中大腦動脈（middle cerebral artery），那是負責為額葉和顳葉的一部分供應血液。」

雖然這只是猜測，但顳葉受損最有可能是導致他突然對世界的細節感到痴迷的原因。為了瞭解原因，我們必須看一下大腦如何因應周圍令人眼花繚亂的海量感官資訊。我們隨時隨地都會看到各種形狀、顏色和運動，聽到聲音，聞到氣味，卻很少注意它們。我走進酒吧去見我爸時，一開始我可能會注意到廚房傳來的味道，或電視上播放的足球賽，但幾秒內，這些刺激就消失了。我們過濾掉熟悉及無關的資訊。如果不這樣做，感官會被太多的資訊轟炸，我們就無法專注在眼前的任務上。

為了過濾掉熟悉及無關的資訊，感官資料會進入顳葉，顳葉會執行某種情感監控，告訴大腦皮質的其他部分：這些資訊是否值得思考。只有最相關的資料會被送到額葉，於是額葉根據那些資訊制定計畫、執行行動、啟動話語。

弗拉赫提說，湯米的行為顯示，他的大腦已經停止過濾那些被我們排除在意識之外的無關刺激。他的顳葉不再判斷所有的感官資料，或對想法作充分的思辨，「所以它們都通過檢查，進入了意識中。」

弗拉赫提說：「我們常看到顳葉受損的人失去語言的理解力，但說話量又比正常多出許多。基本上，他們對自己說的話已經不是那麼在意了，我們稱之為『政客談話』——話很多，但沒有內容。」

相對的，湯米新的情感特質比較有可能是因為前額葉受損。這些區域是連接大腦下半部的情感區域並相互抑制。額葉的活躍度會在很多方面影響我們的性格。一九六〇年代，德國心理學家漢斯・艾森克（Hans Eysenck）主張，內向者可能比外向者更有自制力，因為內向者的大腦皮質比較活躍——那表示他們對收到的資訊比較敏感、反應更靈敏。這種高活躍度會抑制情緒區域。

你可以自己測試自己是內向、還是外向。

把棉花棒的一端放在舌頭上二十秒。接著，在舌頭上滴幾滴檸檬汁，之後再把棉花棒的另一端放在舌頭上二十秒。在棉花棒的中間綁一條線，看看沾到檸檬汁的那端是否因為唾液較多，變得比較重而下垂。如果是，你可能比較內向——你的大腦皮質活躍度較高，所以對檸檬的反應比較強烈，使你分泌的唾液比平常多。艾森克使用這個測試的一個版本來顯示，其他內向指標得分較高的人也會分泌較多的唾液，藉此佐證他的理論。

當你試圖用麻醉劑來麻醉內向者時，也會發生類似的情況——內向者比外向者需要更多的麻醉劑才會入睡。

如果你依然不相信，想想利他林（Ritalin）之類的中樞神經興奮劑如何讓過動兒平靜下來，以及酒精之類的鎮靜劑如何讓人暫時變得更健談、更情緒化。

雖然這只是猜測，但湯米的額葉和大腦下半部之間的溝通似乎已經受損了。就像蓋吉一樣，額葉的損傷似乎鬆開了對大腦下方情感區域的抑制。所以一夕間，他接觸到他所謂「以前不知道存在」的情緒。

腦中不斷地湧現東西，完全無法掌控

湯米的妻子珍認為，那些文字、想法和情感也許寫在紙上最好，所以湯米出院幾週後，她鼓勵湯米拿起畫筆。或許畫出腦中的東西可以幫他集中思緒。但湯米一開始畫畫，就停不下來了。

希羅說：「一開始他只是把很多 A4 的紙貼在牆上。我們都鼓勵他畫，因為我們認為那是復健的一部分。畫畫也真的有幫助。」但湯米很快就把畫紙用光了。起初，他買更多的畫紙來畫，但後來用量太凶，花費太高，所以他開始直接畫在牆上。他畫滿一個房間的所有牆壁後，就轉往另一個房間。整個房子都畫滿後，他開始畫地板、桌子和椅子。之後，又重新開始。

希羅說：「我們沒跟他住在一起，所以不會每天看到他的狀況。但你去看他時，幾乎每個月房子都會徹底改變，所有的牆壁、地板、屋內的一切都變了。壁爐台上的顏料約有兩吋厚，因為他以一層又一層的畫作覆蓋在舊畫上。」

湯米說：「我把腦中的東西畫在這些牆上、桌上、天花板上、門上、雕塑上、金屬和石頭上。我腦中的一切傾瀉而出，我把它們全倒在那些畫布上，上面畫滿了顏色、圖畫和景象。我的畫筆從未停過。[6]」

湯米每天花二十一個小時作畫。希羅說：「我們必須提醒他吃飯和睡覺。只要他還能畫畫和雕刻，其他的一切似乎都不重要了。」

湯米把一些藝術作品的相片寄給我，其中一張畫是兩張臉上湧出大量的圖像。我向希羅描述那幅畫時，她說：「那些畫作就是他的感覺。那種衝動，那種欲望，是無法控制的。那就好像看著他的腦中不斷地湧現東西，他完全無法掌控那一切。」

「妳去看他時，他開心嗎？」我問道。

「他很開心。他會說他很想念我們，很高興見到我們，而且對我們很好。但是過一會兒，你就知道你該離開了，因為他會開始坐立不安，想回頭繼續畫畫。你一走出門，就好像你不存在似的。」

湯米那無窮無盡的創造力，最後導致珍也離他而去。

「我不怪她。」湯米說：「我已經變成完全不同的人了。」

希羅說：「那很痛苦，我們都覺得自己遭到他的藝術所排擠，但我們也接受了，畢竟那對他幫助很大。」

我問湯米，他突然沉迷於藝術，是否令他大感意外。他以前對藝術感興趣嗎？

他說：「不是，以前我從來沒拿過畫筆，也沒進過藝廊。」他想了一下又補充：「除了去偷東西以外。」

藝術與腦傷之間的關係

弗拉赫提自己也很清楚，突然有一種無法克制的衝動，想要發揮創意做點事情是什麼感覺。她的早產雙胞胎夭折後，一度使她併發產後狂躁症[7]。

「我睡不著，只想說話，但我又很內向，所以我開始把那些想法寫下來。」她告訴我：「我腦中的某個原始區域在說：『天哪，出問題了，妳得想想辦法。』」她的腦中充滿了各種想法，在那四個月期間，她除了寫作以外，什麼也做不了。她知道自己的狂躁症類似「強迫書寫症」（hypergraphia），那種症狀可能伴隨著癲癇一起發生，使人產生強烈的寫作欲望。於是，她決定寫一本有關自身經歷的書。她說：「我寫書是一種瞭解自我的方式，但是在此同時，如果你一直寫，但沒人讀，你就只是瘋了。但如果你是作家的話，那反而是一件好事。」

一年後，歷史重演，她再次生了一對早產的雙胞胎。不過，幸好，這次雙胞胎活下來了。但她又突然冒出一股無法控制的寫作衝動，而且不時陷入憂鬱狀態。多年來，藥物和運動幫她控制了病情。

這種突然出現又控制不了的創作欲望，一般稱為「突發藝術產出」（sudden artistic output），那表示大腦無法再抑制某些行為。湯米是科學文獻中為數不多的著名案例之一。

另一個例子是喬恩·薩爾金（Jon Sarkin）。一九八九年，他因為血管壓迫聽覺神經導致耳鳴而動手術，但術後卻發生創傷性出血，導致腦部受損。休養幾個月後，他開始畫畫。就這樣，他從作畫幾個月，變成作畫好幾年，整個人完全沉迷於繪畫中，需要無時無刻地畫下去。他開刀以前是整脊推拿師，後來把整脊推拿事業收起來，變成全職的藝術家，一幅畫作可賣到一萬美元。

另一個例子是湯尼·西科里亞（Tony Cicoria），他是紐約北部的骨科醫生。一九九四年，他在湖邊參加家庭聚會，去公用電話打電話給母親。他剛結束通話不久，就被一道閃電擊中，昏倒在地。附近一位護士以心肺復甦術讓他甦醒過來。事故發生一個月後，他回到工作崗位上，覺得大致上已經沒事了。但幾天後，他突然冒出強烈的欲望，想聽鋼琴演奏的音樂。他開始自學鋼琴，後來腦中不斷地冒出音樂。當時的神經掃描顯示，他的大腦一切正常。有人提議以新技術檢查他的大腦時，他客氣地婉拒了，說那個突然冒出來的音樂天賦是一種福氣，他並不想加以質疑。

二〇一三年，我在一篇論文中看到另一個「突發藝術產出」的案例。那篇論文提到，一名婦女到英國的一家醫院看診，說她的記憶力有問題，很容易在熟悉的地方迷路[8]。醫生診斷出她患有癲癇，並以抗癲癇藥物治療她。隨著癲癇的消退，她開始出現一種奇怪的行為：寫詩強迫症。她常用不規則的押韻，押韻充滿了搞笑的效果。她的先生把那種創作風格稱為打油詩，我把她的一首詩裱框放在我的書房裡：

整理櫥櫃是不道德的，
我唱這首歌給你聽，告訴你我是對的。
每次我整理櫥櫃，扔掉所有東西，
我很後悔。
想想那些遺失的珍寶吧。
無窮無盡的金銀財寶，
鑽石、藍寶石、紅寶石、綠寶石——你肯定以前都有，
以前都收得好好的。所以，
整理櫥櫃是不道德的，清除垃圾
（即使是你晚上寫的詩）
也是不道德的。
所以我留下這首詩。

藝術與腦傷之間的關係很複雜。那些「突發藝術產出」的罕見例子究竟是什麼原因造成的，頂多只能臆測。但弗拉赫提認為，那可能和多巴胺的濃度增加有關。多巴胺在大腦中無處不在，它有

激勵效果，使你產生動力去做快樂的事情。但是，多巴胺濃度太高時，會產生不受抑制的行為。有這種現象的人可能會開始賭博，投入風險較大的活動，出現強迫症，例如突然出現畫畫或演奏音樂的衝動。目前已經注意到帕金森患者服用高劑量的左旋多巴（L-Dopa）時，會產生這種副作用。左旋多巴是一種藥物，它可以增加多巴胺的分泌，以遞補帕金森患者失去的多巴胺。

妥瑞症也會出現大腦路徑不受抑制的現象，患者很難壓抑不當的用語及噪音。但奇妙的是，這種行為往往伴隨著強大的創作動力。

弗拉赫提說，我們無法確切指出湯米那些反應是什麼觸發的。也許源源不絕的想法和概念是他的靈感源泉，也許多巴胺濃度增加造成他對繪畫的痴迷，也許以畫筆畫出那些東西可以幫他理解一切。她說，不管原因是什麼，「顯然繪畫帶給他一種極致的幸福感。」

會不會想念過去的自己？

我常在想，湯米的新性格會不會讓他回想起過去的自己，想起他以前是如何對待家人的。但儘管他對我提過許多往事，諸如童年、吸毒、打架等等，我問起這個問題時，他總是說，他對過去的生活幾乎沒什麼記憶了。

「有時我會聽到我媽的聲音。」他說，「接著就突然想起過去，但那其實不算真正的回憶。我聽一些人藉由講述他們的故事來描述我以前的生活，但我聽不懂他們在講什麼。」

「你不記得以前的你是什麼模樣嗎？」我問道。

「不記得了。我術後醒來時，剛開始很難認人。童年的點點滴滴後來慢慢地回來了，但不是全部。我從別人的口中得知許多以前的事情。但有時我覺得他們把那些故事變成一種『傳話遊戲』。那些故事愈講愈離譜，所以我不去理會那些故事，我的記憶是始於二〇〇一年。」

但當我問希羅這種明顯的失憶狀況時，她的說法截然不同，她說：「我爸常為了過去的行為道歉。他總是說他記憶不好，但實際上，你回憶過去時，他的記憶力又出奇的好。」

「我想，他只是不想花太多的時間沉湎於記憶中，不想知道往事裡有什麼。他不想完全記住以前的自己，因為事故發生後，他很情緒化，很難因應他以前做過的那些事情。」

※

我問湯米，相較於記憶中的舊性格，他是不是更喜歡新的性格。

他說：「湯米．麥修這輩子遇到最好的事，就是上廁所時中風。」

我笑了。

他說：「你不得不接受這個陌生、未知的身分，然後調適自己，重新開始生活。」

湯米說，復健的過程中，他覺得很多醫生都在努力尋找舊的湯米，而不是接納新的湯米。「海倫，這一切不是只跟我有關。」他說：「世上有很多人跟我一樣，活在大腦修復的奇妙新世界裡。其中有很多人沒有任何東西或任何人來幫他們表達腦中正在發生的事情。」

湯米對這個議題充滿了熱情，所以他開始對其他的中風倖存者演講，鼓勵他們接受新的心智，而不是想辦法掌握挽回舊的心智。

「我們的大腦正在自我修復，有時它是以建設性的新方法修復，有時它是以負面的方法修復。我們需要談論發生在我們身上的奇怪事情，因為復健過程中獲得一點支持和理解，可以讓一切變得截然不同。很多人忘了我們還活著，我們經歷了一趟艱難的冒險，有幸存活了下來。」

「我們這些中風後還能走路說話的人，需要讓其他人知道，中風不是世界末日，而是開始——是改善心智的機會，而不是遭到冷凍，置之不理，還被貼上腦殘小丑的標籤。」

※

我問希羅，她是否覺得父親中風後似乎變得比較快樂。

「喔，絕對是。」她說：「以前他的行為是內心的沉重感所造成的結果。以前他的腦子裡好像有個開關，他會突然意識到自己太荒唐了，於是心想，」——希羅壓低音量，以免兒子聽到——

「既然我已經搞砸了，那不如就錯到底，把其他人也一起拉下來陪葬吧。」

「他會乾脆摧毀一切，因為他覺得他已經陷入那個孤獨、黑暗又可怕的深淵太深了。中風之後，他確實變得比以前平衡、穩定、快樂很多。他開始喜歡自己，我覺得他以前不喜歡自己。現在，不管他多沮喪，他從來不會陷入黑暗，不會讓黑暗擊垮他。他會退一步，換一條路走。我們花了很長的時間才相信，以後不會再出現黑暗期了。」

外頭的雨開始大了起來，重重地打在廚房的窗戶上，我突然注意到時候不早了，這時希羅忽然說：「救贖，就是那麼一回事。那是他彌補過往的機會。」或許那是在無意間彌補他以前造成的「黑暗時期」。

「大家覺得腦部受創就是完蛋了，但我不是那麼確定那種說法適合套用在我爸身上。腦部受創讓我爸有機會重新來過，不是很多人能這樣做。他能夠把過去一筆勾銷，重新開始，而且他也充分把握了這次機會，整個人脫胎換骨，悔過自新。」

塑造我們性格的機制

我們很少花時間去思考自己的性格，思考自己是誰，以及如何做選擇。或許那是因為我們通常以為性格是與生俱來的，江山易改，本性難移。我不禁好奇，當我們更瞭解塑造性格的機制時，是否能幫我們以更好的方式過生活，或許那可以幫我們變得更快樂也說不定。

二〇〇七年，安妮塔·伍利（Anita Woolley）領導的研究團隊回答了一部分問題。首先，她給近兩千五百人一份問卷，請他們評估自己思考物體的屬性或空間位置的能力——伍利可以藉此判斷他們是「上半腦思考者」，還是「下半腦思考者」。例如，她請參試者描述某人在最近一次晚宴中的穿著——這個問題主要是動用大腦的下半部來回答，因為那裡儲存了顏色和形狀的視覺記憶。伍利也問參試者一些涉及空間操作的問題，例如想像自由女神像旋轉後的樣子。這種空間意象主要是由大腦的上半部完成。接著，伍利的團隊挑出在大腦上半部任務中得分較高、但下半部任務得分較低的兩百人，反之也挑出兩百人。

之後，他們把那兩種參試者搭配成一組，請他們在虛擬的迷宮中遊走。迷宮中的不同區塊裡都添加了一些格粒（greeble）。格粒是電腦生成的物體，不像現實生活中的任何東西。有時一種特殊的格粒會在迷宮的不同部分出現兩次。

其中一人必須使用操縱桿在迷宮中行走，另一個人是負責標註形狀相同的重複格粒。在參試者不知情下，研究者刻意安排每個參試者做適合自己長處的任務，或刻意安排他去做不擅長的任務。所以，在一些實驗中，擅長利用空間意向（上半腦）的人可能被分配到操作操縱桿的任務，而他們的夥伴（擅長辨識物件的下半腦思考者）則是負責標註格粒。至於相反的情境中，他們的角色正好對調。在最後一組實驗中，研究人員把兩個「上半腦思考者」或兩個「下半腦思考者」放在同一組。

誠如所料，角色搭配大腦長處時，團隊表現得最好，但問題是：這只會發生在安靜完成任務的情況。當兩人可以交談時，角色和大腦長處不搭的團隊突然表現得跟兩者搭配的團隊一樣好[9]。研究人員回顧實驗時發現，每個人會迅速接掌對方的角色，以便完成任務。換句話說，原本陌生的兩個組員會自己發現各自的優缺點，並改變自己的行為以完成任務。

有趣的是，把兩個「上半腦思考者」或兩個「下半腦思考者」安排在同一組並讓他們交談時，他們的合作結果比安靜運作時還差。擁有相同能力的人試圖幫彼此完成他們都不在行的事情時，只會導致情況更糟。

這個實驗顯示，知道自己有什麼性格特質，確實對自己有利。無論是使用「五大性格特質」來區分，或是使用柯思林的「上／下半腦」模式來區分都可以。瞭解自己的性格後，我們在職場及家中運作時，可以變得更有效率。雖然我們都不希望經歷湯米那種戲劇性的性格轉變，但我們偶爾可能會想要稍微調整一下性格，以便因應特定的挑戰。

例如，你遇到解不開的問題時，可以用不易想到的策略來思考它。柯思林說：「以不同的模式思考，需要投入較多的心力，但只要認真嘗試，任何人都可以進入任何模式。」

又或者，就像伍利那個實驗的參試者一樣，你可以找正好擁有那項技能的人合作，以提高你的技能和知識。柯思林說，那就像你借用了同伴的部分大腦，你因此擴展了自己的能力範圍。

我從希羅的住處返家後，上網做了柯思林的線上測試，以瞭解哪部分大腦主導我的生活。測試結果顯示，我比較依賴上半腦，我自己的感覺確實也是如此——我很愛做計畫並確實去執行，但我往往太急躁而忽略了細節。我先生正好相反，他比較依賴下半腦——他很擅長思考細節，但不會想要運用那些細節去啟動任何計畫。那個特質曾令我抓狂，但現在我開始以不同的角度來看待我們彼此的相對技能和缺失。我們的性格湊在一起時，反而是一個完美互補的團隊。

※

二〇一二年九月，湯米因肝病過世。那是發生在我們最後一次通信的幾個月後，也是我去造訪希羅的一年多以前。我聽到他的死訊時，把我們過去的所有對話、電郵、信件全拿出來重讀一遍。那封最後收到的電郵，似乎是複習這一切的不錯開端：

你有一則來自 Tommymchugh2 的新消息：

海倫，我看著鏡中的自己。我看到一個陌生人，但他看起來很快樂。祝一切都好。

Chapter 5

希維亞：無盡的音樂幻聽，從來沒有平靜過

我問希維亞，她有沒有讓任何人知道她有幻聽。

「沒有，我很少跟外人談起這件事。……我刻意忽視它們，不跟別人談起，因為我不想讓它們變得重要。這是我獲得的最佳建議——它讓我和那些聲音和平共處。」

阿文納許．尤傑耶布（Avinash Aujayeb）孤身一人徒步穿越喀喇崑崙山脈（Karakoram）上的遼闊冰河。喀喇崑崙山脈位於「世界屋脊」喜馬拉雅高原的邊緣。當天上午稍早，他因太過疲累，無法完成登頂的旅程而離開兩位同伴。現在除了返回營地以外，他別無選擇，只能下山。他已經走了好幾個小時，但四周一片寂寥，使他幾乎感覺不到自己

正在前進。

突然間，一切都變了。他看到一塊巨大的冰岩一會兒逼近，但下一瞬間又突然移到遙不可及的遠方。他左顧右盼，依然甩不開他從自己的肩上眺望世界的感覺。他專心把一隻腳放在另一隻腳的前面，為自己設定一些小目標，那目標可能是到達下一個山脊或岩石露頭。從一個點走到另一個點，感覺好像走了一個小時，但他看錶時，卻發現時間只過了幾分鐘。

身為醫生，尤傑耶布在腦中檢查了自己的生命體徵：他沒有脫水，也沒出現高山症。他也檢查了心率和血壓——都完全正常。那麼，為什麼他始終擺脫不了自己已經死了的想法呢？

尤傑耶布正陷入一種栩栩如生又持久的幻覺，那種症狀在一八三八年以前只簡單稱為「神遊的心思」。法國精神病學家尚．艾蒂安．艾斯基羅（Jean-Etienne Esquirol）是最早定義「幻覺」的人，他形容「一個適合刺激某種感覺的非外部物體，在某人的感官上留下印記，使那個人深信自己感受到那種感覺[1]」時，那就是一種幻覺。或者換句話說，他看到現實中不存在的東西。

幻覺並不限於圖像，以可以是音樂、聲音，甚至是氣味，可能延續幾秒或幾個月，可能幾百年來塑造了我們的文化、宗教和社會。在《幻覺》（*Hallucinations*）一書中，薩克斯想知道，「小人國幻覺」（Lilliputian hallucinations），亦即東西、人或動物看起來比現實的還小，是否是促成民間傳說中那些精靈、小鬼、小妖精的原因。他認為，對邪惡妖怪的可怕幻覺可能讓人想到惡魔；靈魂出竅的幻覺或幻聽可能讓我們感覺到神靈[2]。

以前，大家習慣把幻覺視為精神失常的跡象，尤其是西方文化。然而，近年來，類似尤傑耶布那樣的經歷迫使科學家改觀，不再把幻覺想成純粹是精神疾病的症狀，或服用致幻劑的結果。他們開始意識到幻覺既不罕見，也不一定是健康不佳的跡象。

倫敦北部的退休數學老師希維亞對此相當瞭解。儘管她思維敏捷，精神健康，但過去十年，她每天都處於永久性的幻覺中。隆冬的某日上午，我去拜訪她，以深入瞭解這個奇怪的現象。我更瞭解她的生活以後，無意間發現了這趟探索之旅迄今為止最驚人的洞見。我發現幻覺不僅常見，對於我們對現實所產生的觀感也很重要。事實上，你可能現在就有幻覺[3]。

最能顯現出大腦功能的幻覺

除非你自己經歷過幻覺，否則你很難想像幻覺是什麼感覺。我這麼說，是帶有某種程度的信念，因為幾個月前的某個清晨，我獨自躺在床上，被兩個侵入房間的陌生人驚醒。

我整個人嚇呆了，意識完全清醒，但身體動彈不得。其中一個陌生人是男人，他走到房間的另一邊。另一個陌生人是女人，她坐在我的床角。她坐下時，我感到被子拂過我的腿。後來，我才知道那是「半醒的幻覺」（hypnopompic hallucination）。那是發生在睡眠狀態和清醒狀態之間的短暫時期，可能是因為大腦的某些部分仍處於快速動眼期（REM）階段——亦即最常做夢的睡眠階段——但其他部分已經完全清醒了。我覺得那種幻覺有一種獨特的客觀現實感。它比較接近你意識到某人「實際」在房裡的感覺，而不是你「夢到」某人在房裡的感覺。

這種區別也獲得一些證據的佐證。一九九八年，老年精神病學的資深講師多明尼克・費齊（Dominic Ffytche）和倫敦國王學院的同事掃描了幻視者的大腦。他們找到那些人產生幻視（visual hallucination）時的大腦活躍區域，卻發現他們看到幻影的真實版本時，那個區域也會活躍起來。例如，幻視者看到臉孔幻影時，會啟動梭狀回（fusiform gyrus）區域；但他們看到真實臉孔時，也會啟動梭狀回。顏色和文字的幻覺也是如此。研究小組要求參試者想像人臉、顏色、文字時，大腦中對應區域的活動並沒有幻覺時那麼多。由此可見，幻覺比較不像想像，而是更像真實的感知[4]，這也是第一個客觀的證據。

另一種常見的幻覺，跟前述的「半醒的幻覺」一樣，是晚上入睡時看到形狀或聽到聲音，或悲傷時看到所愛的人。但我最感興趣的幻覺——也是最能顯現出大腦功能的幻覺——是最近失去某種感官知覺的人身上所突然冒出的幻覺。

幾年前，我媽打電話告訴我，我外婆開始看到不存在的人。當時她八十七歲了，視力本來就差，後來又因為白內障而視力惡化，開始出現幻覺。她第一個看到的幻象是穿著維多利亞時代洋裝的婦女，不久之後，她又看到孩子在她的臥室裡跳舞。有時她只看到一堵普通的磚牆。我外婆似乎不為這些幻覺所苦，她知道那些人影雖然栩栩如生，但它們都不是真實的，她只是很好奇那些幻影的寓意。

她經歷了視力衰弱者的常見症狀，名叫邦納症候群（Charles Bonnet syndrome）。查爾斯・邦納（Charles Bonnet）是瑞士的科學家，生於一七二〇年。他的祖父視力衰退不久，就開始出現幻覺，所以他也對幻覺產生了興趣。某天，他的祖父坐在扶手椅上跟兩個孫女聊天，突然看到兩個人出現。他們穿著華麗的紅灰相間斗篷，戴著鑲銀邊的帽子。他問孫女，為什麼沒人告訴他他們要來，一問才發現只有他自己看得見他們。

在接下來的一個月裡，這種幻影又出現了好幾次。有時是美麗的訪客，後來也出現鴿子或蝴蝶，有時是出現超大型的馬車。邦納的祖父稱之為「腦中劇院」[5]，他顯然很喜歡那些幻影，就這樣看了幾個月才完全消失。邦納晚年視力衰退時，也經歷了同樣的情況。

二〇一四年我為ＢＢＣ採訪麥克斯（Max），他也有類似的經歷。麥克斯七十幾歲時，帕金森氏症破壞了把資訊從鼻子傳到大腦的神經。儘管失去了嗅覺，某天他突然聞到燃燒樹葉的味道。當時他正在度假，身處在飯店房間裡，他環顧四周，納悶是什麼東西發出那種奇怪的氣味。他確信附近有一群臭鼬。

他說：「那味道太強烈了，讓我的喉嚨產生一種難以消除的奇怪感覺。」後續幾週，那個氣味愈來愈濃，從燃燒的木頭味變成類似洋蔥的可怕惡臭。而且他度假返家後，那個氣味仍如影隨行，有時會持續好幾個小時。

「那氣味最強烈的時候，聞起來像糞便一樣，臭到我眼淚直流。」

即使感覺喪失不是永久的，那也可能讓人產生幻覺。畢竟，尤傑耶布穿越冰河時，健康狀況良好。

他告訴我：「我知道我沒有生病，心率正常，沒有脫水，也吃了足夠的食物。我想辦法合理化當時的現象，掐自己的身體，一再地確認我沒有睡著或做夢。一度，我絆倒了，割傷了手，看到血流出來，讓我確信那不是夢。」

在另一個時點，他開始聽到一個聲音，感覺有鬼魅指引他的每個動作。「我覺得它好像在跟我交代事情，叫我仔細思考，在每條冰河中選擇一條路。它在幫助我，指引我走向該去的地方。」

整個現象持續了近九個小時。

「一度我自問：『我死了嗎？』那是艱難的跋涉，你可能失足掉進裂縫裡而喪命，永遠也沒有人發現。我在山上一直走，直到遇上另一個人，我才確定我還活著。但即使我見到小組的其他成員，我還是覺得很奇怪。後來好好睡了一覺後，一切才恢復正常。」

尤傑耶布在尋找這種奇怪幻覺的原因時，曾經短暫懷疑自己是否達到「有餘三摩地」（Savikalpa Samadhi）——那是佛教和印度教傳統透過冥想所達到的狀態，據傳人在那種狀態下會失去所有的人類意識，對時間和空間的看法都會改變。

後來發現，答案遠比那還簡單。但是為了瞭解更多，我需要先跟希維亞談談。

擾人的音樂幻覺

二〇〇四年某週五的早上，波特斯巴鎮（Potters Bar）的人各自忙著日常事務。六十歲的退休教師希維亞住在離鎮中心不遠的地方，她正在屋內做事。一切都很正常，只有一件事怪怪的——那個令人難受的雜音。那天早上開始，希維亞一直聽到兩個音符不斷地重複，但其他人似乎都沒聽見。希維亞原本以為那是收音機傳來的聲音，但她很快找了一下，發現事實並非如此。一整天下來，那個怪聲愈來愈大，令她擔心，所以她盡快就寢，希望翌日早上那個聲音就消失了。然而，隔天醒來，她發現聲音仍在，而且響個不停。「搭滴，搭滴，搭滴。」幾週內，音符出現了變化。幾個月後，已經演變成完整的音樂幻覺——那音樂持續出現在背景中，有時聲音大到蓋過一般的對話。

希維亞說：「請暫時不要理她。」她迎接我入屋內，她指的是那隻乖乖坐在大廳裡的金色拉布拉多犬。蘇琪是希維亞剛養的導聽犬。

「好乖！」她對狗說：「現在妳可以去打招呼了。」蘇琪跳過來，把鼻子伸進我的口袋。希維亞說：「她認為妳可能帶了零嘴，總是值得試探看看。」

希維亞需要導聽犬，因為她聾了。幾年前她因耳朵感染，導致聽力嚴重受損，難以聽到別人說話的聲音，也覺得真正的音樂走音嚴重，聽起來很糟。

希維亞帶我走過大鋼琴，前往屋後的明亮暖房時，她的先生約翰跟我們揮手打招呼。我坐上籐椅，希維亞為我端上茶和餅乾。

她帶我回到那個週五早上，亦即幻聽開始的源頭。在那之前，她有耳鳴，聽到嘶嘶聲多年了，但週五那天聽到的聲音完全不同。她說，是音符 mi 和 fa 之間來回切換，「一開始的速度很慢，我記得當時心想：『哦，我不想聽到那個聲音，想點別的吧。』但那聲音愈來愈大，從此以後，就再也沒安靜過了。」

後續幾週，那兩個音符逐漸發展成簡短的音節，並一再重複。有時變長，形成完整的旋律，那些旋律是來自她失去聽覺以前所喜愛的音樂。

「妳最常聽到什麼曲調？」我問道。

「大多是古典音樂，簡短的音節。以前我聽力正常時，不太聽其他的音樂。」

即使我們坐著聊天——透過麥克風及唇讀的幫忙——那曲調仍在她的腦中迴盪。當她專注於一段音樂或專心說話時，那些聲音有時會消退，由不變的B平調和耳鳴聲所取代。

「那些聲音類似某種樂器聲嗎？」我問道。

「是介於木笛和鈴鐺之間的聲音。」她說：「這真的很奇怪，你以為你會聽到你能辨識的聲音，可能是鋼琴或小號之類的，但那個聲音和我現實生活中知道的聲音不一樣。」

「但聽起來像噪音嗎？」

「對，那不像你在腦中想像的曲調，感覺比較像聽收音機，像真實聲音的呈現。」

希維亞產生幻聽不久後，做了一些有意義的應對措施。她把那些感覺寫下來，以手稿記下腦中冒出來的所有曲調。她擁有罕見的絕對音感，只要聽到音符，就能準確地判斷那是哪個音。

她把記下來的樂譜拿來暖房給我看。有些曲子是由隨機的音符組成的，看起來毫無頭緒。有些曲子很像可辨識曲調的片段——我看出其中一段是來自傳統的蘇格蘭民謠〈My Bonnie Lies Over the Ocean〉。

那些幻聽以樂譜的形式呈現時，更加凸顯出它們的重複性。有好幾頁的音符是上上下下地旋繞。希維亞說，幾乎一整天都是那樣。

多年來擔任數學老師的經驗，使她能在腦中快速地心算。她說：「如果只有兩三個音符，它們會每秒重複一次。那換算是多少呢？也就是說，你一天會聽到同樣的小調八萬六千次。」

希維亞告訴我，在她產生幻聽的初期，文字也開始主動地配上音調。

她說：「我盡全力避免那種情況發生，後來我設法阻止了。」

我問她為什麼。

「我不希望腦中冒出文字，那感覺有點像思覺失調症。」

與幻覺和平相處

當然，她那樣想是對的，一般常把幻聽視為精神病的徵兆。沒有人比史丹佛大學的名譽教授大衛．羅森漢（David Rosenhan）更清楚這點。一九七三年，羅森漢讓自己和七位完全健康的朋友住進美國各地醫院的精神病房。他做那個實驗的目的，是想質疑精神病學診斷的有效性，但他們萬萬沒想到，診斷有病竟然那麼簡單。羅森漢和那些朋友各自打電話到醫院，聲稱他們有幻聽，但其餘的病史和生活故事都是真的。他們八人都獲准住院了，其中七人被診斷出罹患思覺失調症，一人罹患躁鬱症。他們一進醫院，就說幻聽已經消失了。之後，它們每個人都必須想辦法說服醫護人員讓他們出院，光是說服就花了七到五十二天不等的時間[6]。

事實上，多數幻覺與思覺失調症無關。澳洲昆士蘭大學腦部研究所（Queensland Brain

Institute）的教授約翰．麥格拉思（John McGrath）分析十八個國家三萬一千位受訪者的採訪記錄，結果發現幻覺在所有的年齡層都很普遍。受訪者被問到是否曾有幻覺時（比如聽到別人說話，但那個說話聲其實不存在），五％的男性和六．六％的女性回答有[7]。

我問希維亞，她有沒有讓任何人知道她有幻聽。

「沒有，我很少跟外人談起這件事。很早以前就有人告訴我，聲音傳到大腦時，也會帶著跟那個聲音有關的情緒一起進入大腦。換句話說，如果我一直覺得那個聲音很討厭，那個聲音總是會讓我覺得煩躁不堪。如果我覺得它們不重要，它們也會繼續維持無關緊要。所以我刻意忽視它們，不跟別人談起，因為我不想讓它們變得重要。這是我獲得的最佳建議——它讓我和那些聲音和平共處。」

她的微笑說：「有時我會說：『哦，閉嘴！』朋友都知道我在說什麼，但他們無法感同身受。」

這時約翰把頭探進暖房中，希維亞瞥了他一眼。「約翰真的很好，各方面都給我真正的支持。但即使是他，也不知道我腦中時時刻刻響起的聲音有多戲劇化。那些聲音阻礙了我們的對話，我常聽錯他講的話，有時我以為他說了很好笑的話，但他其實什麼也沒說。他很善解人意，但除非自己親身經歷過，否則誰也不知道那是什麼感覺。」

製造出幻覺的實驗

事實上，有一種方法可以讓你在家裡安全地體驗類似的狀況。你只需要一個乒乓球，一副耳機和一些膠帶就夠了。把乒乓球切成兩半，接著把那兩個半球用膠帶黏在眼睛上。然後，坐在採光均勻的房間裡，透過耳機收聽一些白噪音，坐下來放鬆。

這個方法稱為「完場技術」（Ganzfeld technique）。數十年來，這種感官剝奪技術常用來研究幻覺的出現。德國弗賴堡心理學和心理健康先驅領域研究所（Institute for Frontier Areas of Psychology and Mental Health）的吉瑞・瓦克曼（Ji í Wackermann）在《大腦皮質》（*Cortex*）[8]期刊上發表過一篇文章，描述一些自願者利用這種技術產生一些幻覺。

一位參試者說：「有很長一段時間，除了灰綠色的霧以外，什麼也看不到，真的很無聊，我心想：『啊，好瞎的實驗！』接著，在一段長短不太確定的時間裡，我『抽離』了，彷彿完全出神一般。接著，突然間，我看到一隻手拿著一根粉筆，在黑板上寫了一個看似數學式的東西。那影像很清晰，但只停留幾秒就消失了……像是從窗口窺探那片霧氣。」後來，她看到森林裡的一片空地，一個騎單車經過的女人，她的金色長髮在風中飄逸。

另一位參試者感覺她和一個朋友在洞穴裡。「我們生了火，腳下有一條小溪，我們正站在一塊石頭上。她掉進小溪裡，不得不把東西烘乾再走。後來她對我說：「嘿，走吧，我們該走了。」

我坐在家裡的客廳，把乒乓球綁在臉上，感覺和第一位參試者的描述差不多。至少三十分鐘內，什麼也沒發生，除了經常胡思亂想及冒出陣陣睡意以外。正當我猶豫要不要放棄時，我看到一個圖像從一個充滿煙霧的窗戶裡冒出來。那是一個男人蜷縮在我旁邊，他以一種奇怪的方式彎著胳膊。那個圖像出現幾秒後就消失了，感覺確實和夢境不同，也跟我想像的隨機圖像不同。那是一個有趣的實驗，證明了感官受損時可能出現什麼情況。但為什麼會那樣呢？

我們的現實只是受控的幻覺

二〇一四年我和薩克斯聊到這個實驗，他說：「大腦受不了毫無活動，它似乎會創造自己選擇的自主感覺，以因應感官輸入的減少。」

他說，二戰後不久就有人提到這個現象。那時大家發現，在毫無特色的天空中飛行的高空飛行員和行駛在漫長空曠道路上的卡車司機都很容易產生幻覺。

現在研究人員認為，那些不真實的體驗讓我們得以窺探大腦如何把我們對現實的感知縫合在一起。

大腦每天無時無刻都受到成千上萬種感覺的衝擊，但它通常會持續提供你源源不斷的意識，很少停下來。想想你現在感覺到的一切聲音、氣味和觸覺，諸如外界的雜音，襪子的鬆緊度、這本書在你手上的感覺。時時刻刻處理你在世上經歷的一切，是一種無效率運用大腦的方式，所以大腦需要一些捷徑。

以聲音為例，聲波進入耳朵時，耳道內的接收器會把它們轉換成電訊，並傳輸到大腦的主要聽覺皮質。大腦的這部分負責處理最基本的聲音元素，例如型態和音調。訊號會從這裡傳到更高階的大腦區域，那些區域負責處理更複雜的特質，例如旋律、音調變化、情感脈絡。

大腦不是依賴指揮鏈上的每個細節，而是把之前的經歷和嘈雜的訊號結合起來，以預測外界正發生的事情。

例如，你聽到一首熟悉曲子的開頭音符時，會預期接下來聽到那首歌曲的其餘部分。這個預測會先傳到較低階的區域，以比對實際的輸入；也會傳到額葉做現實查核，之後才會進入意識中。只有在預測出錯時，訊號才會傳到較高階的區域，以調整隨後的預測。

你可以自己測試一下。薩塞克斯大學的認知和電算神經學家安尼爾．賽斯（Anil Seth）建議聆聽正弦波語言（sine-wave speech），那是一種語音錄音的降級版本。你第一次聆聽時，只會聽到一堆嗶嗶聲和口哨聲。但是，如果你聽了原始錄音，再切換回降級版本，你會突然聽懂那在說什麼，唯一改變的是大腦對輸入的預測。那表示大腦現在有更好的資訊可以作為預測的基礎。賽斯曾告訴我：「我們的現實只是受控的幻覺，是由感官駕馭的。」又或者，誠如心理學家克里斯．弗里斯（Chris Frith）所說的，我們對世界的觀感，是「與現實相符的一種幻覺」[9]。

幻覺是一種錯誤預測

這個看法呼應了希維亞的情況。

雖然她的正常聽力受損，但熟悉的音樂有時可以暫時抑制她的幻覺。二〇一四年，蒂莫西．格里菲思（Timothy Griffiths）認為，他也許可以利用這點來佐證幻覺的預測模型[10]。

他說：「研究幻覺及其起因的主要障礙，一直在於我們無法掌控它們——希維亞給了我們一次開啟及關閉幻覺的機會。」

格里菲思和同仁請希維亞到他們的實驗室，躺進一台分析腦波的機器裡（腦波是大腦周圍的循環性電流）。機器分析希維亞的大腦活動時，格里菲思的團隊從希維亞熟悉的一首巴哈協奏曲中擷取幾節來播放。在整個研究過程中，希維亞每隔十五秒就評估一下當下的幻聽強度。在實驗中，她腦內幻聽的音樂碰巧是由吉伯特（Gilbert）和蘇利文（Sullivan）的音樂劇《皮納福號軍艦》（*HMS Pinafore*）的片段所組成的。

她一聽到巴哈的音樂，幻聽就沉寂了幾秒，後來幻聽的音量又逐漸變大，直到研究人員又播放下一段巴哈的音樂，幻聽才又沉寂下來。格里菲思因此得以衡量腦中沒有幻聽及有幻聽時的大腦活動。

希維亞的腦部掃描顯示，她出現幻聽時，大腦中處理旋律和音調順序的區域會彼此交流，就像她聆聽真正的音樂一樣。然而，即使希維亞嚴重失聰，那並未阻止真實的聲音傳入她的耳中。她的幻聽是大腦對外界情況的最佳臆測。

這個理論也可以解釋，為什麼聽某些音樂可以阻斷希維亞的幻聽。當她專注於熟悉的巴哈音樂時，進入其腦內的訊號比較可靠，那限制了較高階區域的異常對話，並與現實世界實際發生的事情相互協調。

「幻覺是一種錯誤預測」的概念，也曾在完全安靜的房間（所謂的「消音室」）裡驗證過。在明尼蘇達州明尼亞波利市（Minneapolis）的奧菲爾實驗室（Orfield Laboratories）可以找到消音室，有人稱那裡是「地球上最安靜的地方」。消音室其實是在一個房間裡搭建第二個房間，第二個房間裡又搭建了一個漆黑的房間。房間採用三呎厚的鋼鐵和混凝土牆壁，裡面圍滿了鋸齒狀的填充物，以吸收微小的殘音。走進那裡，你可以聽到眼球移動及頭皮伸展的聲音。那個房間關上門後，裡面的人通常在二十分鐘內就會開始產生幻覺[11]。是什麼原因觸發幻覺呢？

我請教倫敦大學學院的臨床心理學家奧利弗．梅森（Oliver Mason），他專門研究感覺剝奪的情況。他說，那有兩種可能。其一是大腦的感覺區域偶爾會出現自發的活動，那些活動通常會被來自現實世界的真實感官資料所抑制及修正。在死寂的消音室裡，受到完場技術的影響，或是在永久喪失知覺的情況下，大腦可能根據這種失控的自發活動做預測。第二種可能是，大腦誤解了內部產生的聲音。例如，在消音室裡，你不熟悉血液流過耳朵的聲音，所以大腦可能誤以為那是來自體外。「一個聲音一旦被賦予意義之後，你就播下一顆種子。」梅森說，「那是產生幻覺的起點。」

幻覺是我們構建現實的副產品

在消音室裡，不是每個人的反應都一樣。有些人根本不會產生幻覺，有些人會產生幻覺，但他們知道那是大腦在搞怪。

梅森說：「有些人從消音室出來後對我說：『我確定你在裡面播放雜音。』」

這就是我困惑不解的地方——為什麼希維亞有幻聽，但其他聽力受損的人沒有呢？

我問梅森這個問題時，他告訴我幾種理論。他說，找到答案非常重要，因為它可以顯示為什麼有些人比較容易產生與精神疾病有關的幻想和幻覺。

我們知道，經過大腦的電訊要麼是刺激性的，不然就是抑制性的——也就是說，它們要麼促進鄰近神經元的活動，不然就是阻礙鄰近神經元的活動。在最近一項未發表的實驗中，梅森的團隊分析了志願者在消音室裡靜坐二十五分鐘時的大腦活動。那些出現較多幻覺的人，大腦中的抑制活動較少。梅森說，較弱的抑制作用可能使無關的訊號突然變得有意義。

思覺失調症患者的感覺皮質經常過度活躍，但這些區域與額葉的連接很差。珀斯西澳大學的臨床神經學家弗拉維・沃特斯（Flavie Waters）說，這可能意味著，大腦做出許多預測，但那些預測未經核實就送進意識中。在邦納症候群之類的情況中，感覺皮質的活動不足，導致大腦開始自己腦補那些空白，而且又沒有實際的感覺輸入可以來修正那些腦補內容。沃特斯說，在那兩種情況下，大腦會開始傾聽自己，而不是融入外部世界。

這種研究正在幫馬克斯那種成天被奇怪氣味包圍的人，重新與外部世界建立連結。如果他的幻嗅現象是缺乏可靠資訊造成的，真正的氣味應該可以幫他抑制幻覺。現在他每天嗅三種不同的氣味三次。他說：「也許靠這種方式抑制幻覺只是痴心妄想，但這樣做似乎有幫助。」

幻覺可能是我們構建現實的副產品——這番認知也許可以改變我們對幻覺的體驗。薩克斯晚年一隻眼睛失明，另一隻眼睛的視力也嚴重受損。他注意到他彈鋼琴時，若是仔細看樂譜，有時會看到許多降記號。他說：「我不知道為什麼是降記號，而不是升記號。」他的幻覺中也會出現字母，偶爾是出現單字。

他告訴我，幻覺對他來說沒什麼大礙。「我早就學會忽視那些幻覺，偶爾甚至會樂在其中，我喜歡看大腦在搞怪什麼。」

我們可能時時刻刻都有幻覺

最近，希維亞幻聽的音樂播放得愈來愈快，音符變得愈來愈緊湊，音量也變大了。她說，現在她的幻聽發展得很快，她只要在鋼琴上稍微彈一下莫札特的奏鳴曲，然後停下來，整個第一樂章都會在她的腦中播放。她說，感覺就像腦中有一台 iPod 似的。但是那也有缺點，十二月對希維亞來說可能變成一場夢魘：「所有的超市都會播放聖誕頌歌，所以我腦中會一再地播放那些片段，簡直快把我搞瘋了。」

有趣的是，語言也開始影響她的幻覺。前一天，希維亞看了一點書，頁面上出現「abide」這個字眼。突然間，她腦中的 iPod 開始播放聖歌〈Abide with Me〉。此外，圖像也能觸發她腦中的歌曲。她帶孫女去玩具店時，看見一個小丑的帽子上掛著鈴鐺。突然間，她的腦中開始播放〈When That I Was and a Little Tiny Boy〉——那是出自莎劇《第十二夜》（*Twelfth Night*）的小丑之歌。

她說，現在她可以稍微掌控幻覺了。例如，當天早上她去游泳，耳塞使一切變得靜悄悄，這使她腦中的音樂變得更明顯。她說：「那個聲音是『啞嗒—嗒—繃繃，啞嗒—嗒—繃繃』。我不希望游泳時一直聽到那種聲音，所以我大聲發出一個音符，那個音符比腦中的聲音高半度，以蓋過它。那樣做可以讓幻聽的音樂暫時停頓下來。有時那需要花很久的時間，但我通常可以改變它。我也可以唱另一個我比較想聽的曲調來改變它。那樣做有時有效，有時沒效。有時它會稍微改變一下，之後又回到最初那幾個討厭的音符——就像一個固執的孩子在說：『不，我想播放這個音樂。』」

我問她，曾經享有超過幾秒鐘的平靜嗎？

「不，從來沒有。」她回應。

「腦中響起妳喜歡的音樂時，妳曾覺得那很像打開私人收音機並樂在其中嗎？」

希維亞想了一下。她說：「我一直很小心，不讓音樂帶有任何情緒，以免它們使我情緒化。我的意思是，它們依然讓我覺得很煩。有時我早上醒來，覺得根本沒有充分休息。有時我還來不及下床找到拖鞋，腦中的聲音就出現了，那真的很煩。但那也有可能只是因為我是個易怒的老太婆罷了！腦中如果是播放我認得的完整曲調，我就不太介意。」她微笑，「我會稍微取笑它，聆聽它，並感到訝異。我儘量不跟著唱，以免強化它。」

她暫停了一下。「但隨後它會變短，一定會變短。它可能播放兩三遍後就變短了，我會意識到它才播放前兩頁，或是曲子的前兩行，到最後又只剩兩三個音符，那時你真的快被逼瘋了，就只有『噠滴噠噠噠，噠滴噠噠噠，噠滴噠噠噠，噠滴……』。」

那天下午稍後，我離開希維亞的住家。面對這種可以輕易把人搞瘋的症狀，她的自制力、韌性和幽默感令我驚嘆。社會教我們對世上不存在的東西感到畏懼，並把看到或聽到別人看不見或聽不見的東西視為一種精神異常的徵兆。然而，希維亞、尤傑耶布、馬克斯，甚至我外婆都證明了這未必是真的。我們應該勇於抵抗這種誤解；經歷不尋常的事情時，應該大膽地說出來。我們可能時時刻刻都有幻覺，只不過有些人比一般人更清楚地意識到那種狀態罷了。

Chapter

6

馬塔：錯把自己當老虎的人

「你覺得自己是老虎時，有照過鏡子嗎？」我問道。

「有，」他說。「我感覺自己是老虎時，看過鏡中的自己，我看到兩個東西。我看到自己變成老虎，我也看見一隻獅子抓著我的頭和脖子。我無法把那個情況合理化，那很可怕。」

從古至今，一直有人類可以變成動物、之後又變回人類的傳說。其中最可怕的是狼人，不僅嗜血，又有兇殘的衝動，殘害的對象不分活體或屍體。

這種人類變野獸的故事，在人類歷史上幾乎每個時期都曾出現——從最早的通俗小說《愛情神話》（*Satyricon*）到羅馬故事《萊卡翁》（*Lycaon*）裡皆有。在《萊卡翁》裡，阿卡迪亞（Arcadia）的暴君因膽敢欺騙天神宙斯，而遭到宙斯的懲罰，變成一匹狼。如今，我們只要翻開《哈利波特》或《暮光之城》，就會發現狼人的故事仍充滿血腥誘惑。

你可能會納悶，狼人為什麼也列在我尋找世上最奇怪大腦的旅程中。但狼人的驚人事實在於，那不是只侷限於通俗小說和民間傳說的故事。一些最早的醫學文獻也曾提過人類變成動物的個案。西元七世紀亞歷山大時期的醫生保盧斯．阿金塔（Paulus Aegineta）把這種痛苦描述成罹患憂鬱或黑膽汁過多。在中世紀時期，愈來愈多人把這種情況解讀成魔法和魔鬼造成的，據說患者很容易發出野獸般的嚎叫，還會尋找生肉食用並攻擊人類。

那種狀況究竟是什麼造成的？一種可能是，當時為其他疾病開的藥膏可能導致慢性發麻之類的副作用。患者可能把它解讀成皮膚內長出毛髮的感覺，以及人類變成動物的「證據」。

歷史學家也指出，食用罌粟或天仙子（類似有毒顛茄的植物）等草藥可能是罪魁禍首。十七世紀的藥草師以天仙子作為鎮靜劑，也拿它來治療風濕性疼痛和牙痛。我們現在知道，這些療法可能讓人產生栩栩如生的幻覺。有大量的記錄顯示，病人服用這些植物後，會感覺自己暫時變成了豹、蛇和神話中的動物。

隨著時間推移，有些人為此考慮了幾種療法，其中包括喝醋、淨化血液，最激烈的做法是以銀彈射擊。

照鏡子時，看到一隻動物盯著自己是什麼感覺？

史上最著名的狼人故事之一，是法國朗德（Les Landes）十四歲少年尚・葛瑞尼業（Jean Grenier）的故事。十七世紀初期，葛瑞尼業吹噓他已經吃掉五十幾個孩子。他說，他比較喜歡四肢著地到處跑，嗜吃生肉，「尤其是小女孩的生肉」，他宣稱那「很美味」[1]。葛瑞尼業被判處絞刑及焚燬身體。然而，在這一切發生之前，當地的司法單位派了兩名醫生來檢查他，他們判斷他罹患「狼化妄想症」（lycanthropy），那是由邪靈引發的疾病。邪靈會讓人的眼睛產生幻覺，想像出那種東西[2]。葛瑞尼業因此未被處死，而是被送進修道院。

直到十九世紀中期，一種完全理性的解釋才普遍獲得認同。醫界推論那種疾病本質上並不神祕，而是一種精神疾病。在過去一百年間，狼化妄想症放寬了定義，涵蓋了人類變成任何動物的錯覺。有報導指出，有人認為自己變成狗、蛇、鬣狗，甚至蜜蜂，那些都是極罕見的情況。荷蘭帕納西亞精神病學研究所（Parnassia Psychiatric Institute）的精神病學家詹・德克・布洛姆（Jan Dirk Blom）翻閱國際記錄時，只發現十三份證實的報告顯示過去一百六十二年間有人出現變成狼的幻覺。

我對這種不尋常的大腦失調很感興趣，但也感到有些不安。雪倫和魯本讓我知道一個人對世界的觀感很容易就跟別人不一樣，希維亞讓我知道每個人都有可能產生幻覺，但這種變成動物的幻覺感覺更為極端。大腦怎麼會如此忽視人類的形體呢？一個人為什麼會相信自己沒有胳膊和腿，只有爪子和翅膀呢？我想知道，照鏡子時，看到一隻動物盯著自己是什麼感覺？那能讓我們瞭解我們看待自己身體的方式嗎？

布洛姆已經發現這種情況非常罕見，所以我本來沒料到我可以遇見罹患狼化妄想症的人。不過，我常跟專業醫生及精神病學家聯繫，看他們是否認識患有這種疾病的人。我很快就發現，狼化妄想症並不是一種獨立的症狀，而是跟其他更常見的精神疾病一起出現，例如思覺失調症。我訪問的醫生大多表示，他們從未遇過這種情況。少數遇過這種情況的醫生是阿拉伯聯合大公國大學（United Arab Emirates University）醫學暨健康學院的院長哈姆迪・莫塞利（Hamdy Moselhy）。事實上，他是世上少數治療過這種疾病不止一次的研究者。

哈姆迪第一次遇到狼化妄想症是在一九九〇年代初期，當時他在英格蘭伯明罕的萬聖醫院（All Saints' Hospital）擔任主治醫師。他在那裡遇到一個三十六歲的男人，那人某天遊蕩到川流不息的車陣中，遭到逮捕，此後的數年間，行為一直很怪異。他會在地板上爬行、吠叫，吃街上的嘔吐物。他告訴醫生，他相信自己是狗，也聽到聲音叫他去做狗做的事，例如從廁所喝水[3]。

我第一次和哈姆迪談到這個症狀時，他說：「我從未在精神病學上聽過這種現象。我以為他是在裝病以逃避判刑。」他對主管這麼說，主管叫他去讀狼化妄想症的資訊。哈姆迪亟欲從過去的病例中學習，連忙去翻找了醫學文獻。

他發現一份文獻提到，一名三十四歲的婦女激動又緊張地來到急救室。突然間，她開始像青蛙一樣跳來跳去，呱呱叫，伸出舌頭，好像要抓蒼蠅。另一個案例是描述一個女人覺得自己正在變成蜜蜂，感覺身體愈來愈小[4]。

二〇一五年底，哈姆迪寫一封電子郵件給我，說他的病人馬塔多年來斷斷續續地出現狼化妄想症。馬塔常連續好幾個小時相信自己變成了老虎。不過，現在他的病情已經控制住了，他很樂意和我談這件事。哈姆迪寫道：「妳願意來阿布達比跟他見面嗎？」

到了夜間會變成老虎的男人

現在是早上九點，車內的溫度計已飆升至攝氏四十四度。我從開著空調的計程車內，看到閃閃發光的摩天大樓從窗外閃過。謝赫扎耶德大清真寺（Sheikh Zayed Grand Mosque）是阿拉伯聯合大公國內最大的清真寺，那巨大的棕色與金色尖塔聳立在地平線上。我們持續往西前進，直到市郊，那裡已沒有宏偉建築，只剩下成排的破舊商店。我們轉入一條五線道的高速公路，兩旁種滿了棕櫚樹。突然間，建築物都消失了，我們彷彿來到某個看不見的邊界。兩邊的景色都變成貧瘠的沙丘，只有零星幾棵樹及偶爾出現的駱駝走道路標。

這樣的景色持續了一個小時的車程。

司機安朱德（Amjud）突然說：「阿爾艾茵（Al Ain）的人都是純樸的村民。」當時無盡的沙丘令我陷入恍惚狀態，他的話使我從恍惚中驚醒過來。我環顧四周，注意到路邊變得稍綠一些。這個社群可能覺得他們是村民，但阿爾艾茵其實是阿拉伯聯合大公國的第四大城，鄰近阿曼邊境，有時以花園城市著稱，那個稱號反映出當地有許多公園及林蔭大道。

其中一條大道是通往阿爾艾茵醫院（Al Ain Hospital）。安朱德停車後，我走下車。迎面而來的熱空氣好像打開烤箱一樣，所以我快步走向最近那棟有空調的大樓。在那裡，我和哈姆迪及拉菲雅．拉希姆（Rafia Rahim）見面，拉菲雅是非常聰明的專科醫生，講起話來輕聲細語。我們三人一起走回本院時，我問拉菲雅，馬塔還好嗎？

「他很好，」她說，「但今天早上他有點焦慮。」

※

我們來到一條寬敞繁忙的走廊，看到馬塔坐在椅子上等候。他穿著傳統的白色襯衫狀長袍

（kandura），戴著白色頭飾，四十幾歲，但黑眼圈使他看起來比實際老。他留著濃密的黑鬍子，灰白豐滿的臉頰上布滿了皺紋。

他從椅子上起身，看著哈姆迪。哈姆迪對他熱情地打招呼。

「這是海倫。」哈姆迪說。我伸出手，馬塔輕輕地握了握我的手。

我們一行人穿過醫院，來到一排空蕩蕩的辦公室。走廊的盡頭是一間小工作室，裡面只有一張桌子和四把椅子。哈姆迪請我們先坐下，他說他去找一些水過來。馬塔選了離門最近的那把椅子，我和他成直角坐著。拉菲雅暫時離開我們，回她的辦公室去檢查東西。

房間只剩下我和馬塔，我對他微笑，感謝他來醫院看我。他盯著我看，接著把頭歪向一邊，露出迷惑不解的樣子。我問他還好嗎，他的反應還是一樣，顯然不太懂我說了什麼。我知道馬塔的英語不流利，但我記得他懂一點英語。我露出微笑，把頭朝門口的方向擺了一下，我說：「我們等哈姆迪來吧。」

我們靜靜坐在那裡時，我回想馬塔的相關資訊。他十六歲時，被診斷出罹患思覺失調症，當時他常住進當地醫院的精神病房。有一次，他出現炸彈爆炸的幻視及幻聽，並報警說他覺得阿拉伯聯合大公國遭到襲擊。軍隊根據他的報案而動員起來，後來他因誣告罪而遭到逮捕。

成年後，馬塔告訴醫生，他除了經常出現幻覺以外，夜間也會變成老虎。他說他感覺到手腳開始長出爪子，並在房間內咆哮。這種情況發生時，他會把自己鎖在房內，因為他擔心出了房門可能會吃人。他告訴哈姆迪，有一次他去理髮，覺得自己變成了老虎，還從椅子上跳起來，想要咬理髮師。

難以區別自己產生的感覺和外部產生的感覺

大家常把思覺失調症視為人類疾病中最複雜的一種。每一百人中約有一人受到影響，常見的症狀包括偏執、幻覺、思維紊亂、缺乏動力。儘管那個疾病有很強的遺傳性因素（直系親屬患有思覺失調症時，本人罹患同一疾病的風險也高出許多），以及創傷、吸毒等明顯的環境誘發因素，但我們依然不太知道發病的確切原因。

一些遺傳研究把矛頭指向二十二號染色體上的一個突變，那個區域與神經元的發育及成熟有關。日本理化學研究所腦科學研究中心（RIKEN Brain Science Institute）的研究員從有這種突變的人身上取得幹細胞，以培育神經元。他們發現，相較於沒突變者的幹細胞所培養出來的神經元，這些突變者的幹細胞長出的神經元較少，那些新生的神經元遷移的距離也比較短[5]。這顯示，這種突變可能會在生命的最早階段導致異常的生長和發育，進而影響腦內不同神經網絡的溝通方式。

由於症狀很多，很難確定哪個神經網絡受到的影響最大。然而，近年來，有人指出，思覺失調症的一些症狀可能源自於某些網絡受到干擾。那些網絡的功能是讓我們區別自己產生的東西和外部世界的東西。

一般人很少想到那兩者的區別。例如，多數人先天就知道，我們伸出腿時，是自己的腿在動；我們講笑話時，是聽到自己說的話。但我們之所以能得出這種結論，是因為大腦能夠預測個人行為的感官後果，那讓我們有自己掌控言行的感覺。一九八〇年代末期以來，倫敦大學學院的弗里斯和同仁一直在研究一種模式，以解釋這種自主感是怎麼產生的，以及它如何解釋思覺失調症的一些症狀[6]。

以你的腿為例，現在請擺動一下你的腿。為了做這個動作，你的運動皮質（靠近大腦頂部的區域）傳送訊息到你的腿部肌肉，指示它們前後移動。根據弗里斯的模型，在此同時，這條訊息的副本也會傳到大腦的其他區域，為那個動作產生心理表徵，亦即對那個行動結果的預測。一旦你的腿開始擺動，它所產生的所有感覺——從看到你的腿在動，到皮膚、肌腱、關節運動所產生的感覺——都會跟那個預測相互比對。兩者相符時，我們就會獲得行動的自主感。

相較於別人引起的感覺，大腦對這些自己產生的動作比較沒有強烈的反應，那是一種聰明的調適——這表示我們每次摸到自己的手臂時，不會每次都嚇得魂飛魄散。但別人突然抓住我們時，我們可能會驚慌失措。同理，我們說話時，大腦似乎也會傳送一份「啟動聲帶」的指令副本到聽覺皮質。我們說話幾百毫秒後，聽覺皮質就會遭到抑制。你聽到別人說話時，不會有這種現象。這顯示，大腦根據你的聲帶移動來預測你想發出什麼聲音，並將這種預測與傳入的聲音進行比較。如果兩者相符，大腦就知道那是你自己的聲音並加以忽略。

但是，萬一這個系統中的任一部分出了差錯（可能是因為溝通不良或內部計時的機制不佳），我們無法再將意圖與行動及其預測的結果連在一起，大腦就會被迫對這些事情的發生提出別的解釋。

二〇一六年，法國里爾大學的安－蘿爾．勒梅特（Anne-Laure Lemaitre）和同仁利用一個可以自己在家裡做的簡單實驗，驗證了一種判斷思覺失調症的方法。你只要脫掉上衣，把左臂伸向空中，然後伸出右手去搔左邊的腋窩，你可能不覺得癢——自己搔癢確實很難。那是因為大腦正在預測右手運動的結果，並抑制我們對那個動作的反應。期待和驚喜的元素是搔癢的必要條件，但是在這個實驗中，兩者都消失了。不過，勒梅特測試思覺失調症的患者，請他們以羽毛自己撓癢時，他們比沒有思覺失調症的對照組更容易出現搔癢的感覺[7]。這個實驗結果佐證了一個判斷思覺失調症的理論：思覺失調症的患者比較難以預測自己行為的感官結果，因此難以區別自己產生的感覺和外部產生的感覺。

我們也發現，幫我們預測自己聲音的機制，在思覺失調症患者的身上受到干擾，這表示他們的大腦無法輕易區分內部和外部產生的聲音。因此，這些干擾可能導致一個人推論，他無法控制自己的行為，或內心獨白不是來自自己，而是來自其他地方。

體內好像有電流四竄，出現想要咬人的感覺

哈姆迪打斷了我的思緒，他帶著一小壺水回來給大家飲用。他坐在我旁邊，不久拉菲雅也回來了，她在桌子的後方坐了下來。

哈姆迪充當翻譯，我先感謝馬塔前來醫院。他不需要預約，他和媽媽及姊姊住在附近的村子裡，他獨自一個人來，就是為了跟我對話。

我問馬塔，他是否願意先說一下他的背景、在哪裡成長、是否有伴侶等等。他想了那個問題一兩秒，接著開口輕聲說他有一個妻子。但他幾乎是一開口就猶豫了，我曾在文獻中讀到，罹患狼化妄想症的人往往有個性靦腆的跡象，所以我對哈姆迪說：「請告訴他，萬一我的問題讓他感到不安，他不一定要回答。」

突然，馬塔露出一個奇怪的表情，把頭往後仰，發出奇怪的聲音。我頓時大吃一驚，後來才發現他在哭泣。他抬頭望著天花板，肩膀上上下下地抽動。拉菲雅抓起一盒紙巾，把它從桌子那邊推了過來。馬塔擦乾眼淚，並為此道歉。他說，他感到難過，是因為他有兩個孩子，但後來他再也沒

見過他們了。他說一個大概是十四歲，另一個是八歲，他不確定孩子的年齡，因為他已經有好一段時間沒看到他們了。

他說：「我妻子不希望我看到孩子，他們住在很遠的地方。」

哈姆迪轉向我，跟我解釋，馬塔開始出現狼化妄想症後，他的妻子就把孩子帶走了，她覺得他可能對孩子有危險。我點頭，試圖以行動表示某種理解，而不是以言語表達。

過了一會兒，哈姆迪問馬塔，是否願意繼續受訪。他說好，所以我問他，症狀是何時開始的，是什麼感覺。

他說：「我的思覺失調症是始於幻覺。我一開始是看到一些人來來去去，但那些人其實不存在。我可以感覺到男人、女人、小孩抓住我的腿，然後倒在地上。」

隨著時間經過，他的幻覺愈來愈嚴重。「感覺有人開始控制我的語言，他們可以解讀我的思緒，不讓我說話。」

突然，馬塔停了下來，以奇怪的眼神看著我。他對哈姆迪說了一些話，然後用手指指著我。

我看著哈姆迪。

他說：「他對妳感到懷疑，因為妳是英國人。」

「為什麼？」

哈姆迪轉向馬塔，請他說明原因。

「我們說了太多英語，」哈姆迪說。「這讓他很焦慮。」

他們兩人以阿拉伯語聊了一會兒。他們談完後，馬塔似乎平靜下來了，他說他其實很喜歡英國。他告訴我，他拿到去英國大學求學的獎學金，但需要先把英文學得更好才行。他說，希望有朝一日可以去英國求學。

他看起來好像比較自在了，所以我請他解釋一下，他感覺自己變成老虎時，發生了什麼事。馬塔想了一下，然後指著他的頭和脖子說：「我可以感覺到想法和身體都變成老虎了。」

他捲起袖子，讓我看他的手臂。他揪起濃密的黑髮，讓它們豎起來。

「那種感覺剛發生時，全部的頭髮都會豎起來，全身的毛髮也會站起來。接著，全身和鬍子都會出現一種刺刺的發癢感。一開始是左腿發疼，然後是右腿，接著是手臂。我開始感覺到體內好像有電流四竄，接著我會出現想要咬人的感覺，克制不了，我只知道我正在變成老虎。」

他停頓了一下，摸了摸喉嚨，然後直視著我，以阿拉伯語說了一些我聽不懂的話。

我一臉疑惑地瞥向哈姆迪。

「馬塔說，他現在就有這種感覺。」

深沉又逼真的虎嘯聲

媒體常錯把思覺失調症的患者描寫成暴力分子。事實上，幾乎沒有科學證據可以證明那種描述。約翰霍普金斯大學彭博公共衛生學院的貝絲．麥金蒂（Beth McGinty）和同仁分析一九九五年到二〇一四年的新聞報導時，發現四〇％有關精神疾病的新聞報導，是把焦點放在精神疾病與暴力的關連上。然而，精神病患者確實有暴力傾向的比率並沒有那麼高。

例如，在英國，精神障礙導致的殺人率在一九七三年達到顛峰，在二〇〇四年比率降至每十萬人中有〇．〇七人——那是資料分析的最後一年。相較之下，同期殺人率的總比率在二〇〇四年達到顛峰，每十萬人中有一．五人犯案[8]。

記者、大眾、政策制定者誤以為精神疾病是暴力的根源，那是一種危險的誤解。當然，有時確實是如此：例如，美國眾議員嘉貝麗．吉佛斯（Gabrielle Giffords）差點遭到擊斃的事件就是賈瑞德．李．勞納（Jared Lee Loughner）幹的，勞納後來診斷出罹患妄想型思覺失調症。但多數的暴力行為並不是思覺失調症所伴隨的幻覺和妄想造成的，而是憤怒和情感問題、毒品和酒精濫用的結果。麥金蒂說：「多數的精神病患不會對他人施展暴力，多數的暴力也不是精神病造成的。」

這些想法令我放心。我看著哈姆迪和拉菲雅以尋求指引，他們都對馬塔輕聲地說話，請他放鬆下來，不需要焦慮，因為我們都是朋友。

房間裡沉靜了幾分鐘。馬塔看起來好像內心天人交戰。突然間，他抓住自己的腿。

「你覺得你有攻擊的衝動嗎？」哈姆迪打破沉默問道。

馬塔抬頭看著他說：「你怎麼知道？你可以看透我的心思嗎？」

哈姆迪向他保證，他無法看透他的心思，只是問他的感覺而已。

馬塔一臉懷疑地看著他。接著，他以阿拉伯語說了幾句話。哈姆迪一聽，輕聲笑了起來。

「發生了什麼事？」我問道。

「馬塔問我，我是不是他認識的那個哈姆迪。他覺得我是冒牌貨，他說他記憶裡，哈姆迪真的很胖。」

馬塔點了點頭說：「我認識的哈姆迪很胖。」

我不禁對哈姆迪揚起眉毛。哈姆迪笑著說：「他說得沒錯，我已經一年左右沒見到他了，上次我們相見時，我真的很胖。」

哈姆迪向馬塔解釋，他最近瘦了很多，但馬塔應該還認得他和拉菲雅。

「我認識的哈姆迪比較友善。」馬塔說。

哈姆迪露出微笑，又跟馬塔聊了一會兒。他問馬塔是不是想停下來，還是要繼續受訪。突然間，馬塔的肩膀放鬆了，眼神變得比較專注。

他說：「好，我們繼續吧。」

我深呼吸，接著問馬塔，是什麼幻覺讓他覺得自己像老虎，而不是貓或其他動物。

「我覺得你在吃我的腿，像吃肯德基的雞腿那樣。」馬塔說，忽略了我的問題，「你對我來說像頭獅子，我想在你攻擊我之前，先攻擊你。」

我的五臟六腑不禁糾結了起來，顯然馬塔正處於舊疾復發的過程中。他突然吸了一口氣，低頭看著自己的大腿，嘴巴發出深沉又逼真的虎嘯聲。

我的筆懸在記事本的上方，我正在想像掠食者和獵物在這種情況下可能做什麼。哈姆迪坐在我的左邊，門在我的右邊。但我不想移動位置，不想嚇到他。馬塔的雙手緊握在腿上，手指開始彎曲，像爪子一樣。那虎嘯是衝著我來的。哈姆迪想說話時，虎嘯又轉向他了。

「你想攻擊我們嗎？」哈姆迪問道。

「你們三個。」馬塔說。

兩位醫生互看了一眼。他們立刻以英語和阿拉伯語交談。

「馬塔，別緊張，沒事的。你知道我們是誰，也知道我們為什麼在這裡。你想來跟海倫談談你的病情，你還記得嗎？」

馬塔點了點頭，他似乎正努力壓抑著攻擊的衝動。他深呼吸幾口氣，突然又清醒了過來。他說他需要抽根菸。拉菲雅從桌子的後方站起來，帶他離開房間。

馬塔離開後，我轉向哈姆迪，問他對剛剛發生的情況有什麼看法。

哈姆迪回應：「我認為他沒吃藥。」他說，馬塔通常會服用抗精神病藥、抗憂鬱藥，以及抗焦慮藥，那有助於控制他的症狀。「肯定是發生了什麼事情，導致他停藥了。我覺得我們在這個房間裡不安全。」

我也認同，並建議我們就此結束訪問，但哈姆迪不願就此結束，他說我們應該換到一個更大的房間。

「妳應該坐在門邊，必要時，可以跑出去。」

我很擔心訪問可能導致馬塔舊疾復發的情況更加惡化，但還是遵照醫生的建議。我可以感覺到這對哈姆迪和拉菲雅來說是深入瞭解那個疾病的難得機會。於是，我們走到一間擺著一排排椅子的大型研討室。

我們等待的時候，我問哈姆迪，為什麼馬塔覺得「他可以變成老虎」這樣罕見的信念是思覺失調症。為什麼只有他這樣想，其他的患者不會呢？

哈姆迪說，這個問題非常重要。他說：「這其中有個差異，狼化妄想症的人不會把自己的身體當成人體，而是把它視為動物。所以我們得問：『為什麼會這樣？』」

我們可能無法從狼化妄想症患者的身上找到答案，因為這種患者太少了，但這不表示這類研究就無法獲得進展。你即使沒有狼化妄想症，也有可能感覺到身體好像正在變形，或是以某種方式改變。很多奇怪的疾病會使人覺得自己的四肢是多餘的，或者明明已經截肢了，卻感覺肢體還在，或覺得變小或變大。這些情況都可以給我們一些線索，讓我們洞悉馬塔可能經歷了什麼情況。但是為了瞭解更多，我們需要回到一九三四年，當時有一個年輕人躺在手術室裡，剃了光頭，開了頭顱，露出大腦，但意識完全清醒。

大腦在我們一生中重塑自己的能力

潘菲爾德抓住小電極，把它放在那個年輕人的大腦表面。他按下一個按鈕，一股微小的電流穿過金屬棒，使金屬棒接觸的大腦表面輕微地震動了一下。

「你有什麼感覺？」他問那個病人。

他說：「我感覺下巴一陣刺痛。」

潘菲爾德的助手把結果記下來，並在剛剛刺激的大腦區域上做了標記。潘菲爾德把電極稍微移動不到一吋，重複剛剛的過程，這次病人感覺到上臂被碰了一下。

我們在第一章提過潘菲爾德，當時他刺激海馬迴附近的區域，以激起病人的回憶。這次他想找出病人腦中的哪些區域引發癲癇，需要切除，以及他應該避免切到哪些健康組織。他動那種手術時，通常會先找出中央溝（central sulcus），那是大腦頂部的一個明顯凹痕，把額葉和頂葉分開。在這個地標之前是主要運動皮質，那是一條組織，內含細胞，往下連進脊髓裡的運動神經元，運動神經元的尾端是肌肉。中央溝的後面是頂葉，那裡也有一條類似的組織，名叫主要體覺皮質（primary somatosensory cortex）。那裡的細胞接收來自身體各部位的觸覺資訊。潘菲爾德刺激主要運動皮質時，病人會感覺到特定肌肉的運動；他刺激體覺皮質時，病人會有被觸摸的感覺[9]。

潘菲爾德透過數百次手術，畫出「腦內身體」的皮質圖。過程中，他發現身體對應這些條狀組織的位置，也是按照熟悉的順序。也就是說，在現實中相鄰的身體部位，在大腦中的對應部位也是相鄰的。所以，引起上肢觸感的體覺皮質區，很接近引起下肢觸感的大腦區域；而那個引起下肢觸感的區域，也很靠近負責腳踝、腳、腳趾的區域。

潘菲爾德以現在所謂的「皮質小人」（homunculus）來繪製這些人體地圖。皮質小人是個奇怪的矮子，有異常巨大的手、手指、嘴唇和舌頭。皮質小人看起來很畸形，是因為他代表每個大腦區域對應特定身體部位的區域大小。每個大腦區域的大小跟身體部位的實體大小無關，而是和肌肉或感覺神經末梢被神經支配的強度有關。例如，皮質小人的嘴唇和手大得不成比例，因為嘴唇和手對觸摸非常敏感，所以在大腦中占據很大的空間。皮質小人的軀幹和上臂等部位很小，因為它們的神經末梢較少，占據的大腦空間也比較小。

這些圖可以讓我們知道身體是什麼樣子，以及任一時刻身體的每個部分在哪裡。這說法可能聽起來很奇怪——也許你覺得你知道身體是什麼樣子，因為你可以看到自己的身體——但視覺刺激不是你感知身體的唯一方式。

閉上眼睛，伸出手來，現在摸摸你的鼻子。即使你看不見自己的身體，你還是能做到，因為腦中本來就有一個模型，詳細敘述身體該有的樣貌——亦即內部生成的圖像，科學家有時稱之為我們對身體自我的感覺（sense of bodily self）。為了創造這幅圖像，潘菲爾德的運動和感覺地圖會與所謂的「本體感覺地圖」（proprioceptive map）合作。本體感覺地圖是處理關節和運動的資訊。這些地圖不是靜態的，每天的每分每秒都在更新，讓你隨時知道自己的身體在哪裡、感覺如何、在做什麼。例如，如果你開始發胖，看到腰圍凸起的視覺感覺以及皮膚和肌肉的內部感覺都會更新腦內的內部身體圖。目前我們還不知道你最終的身體圖像是哪裡產生的，不過有些證據顯示上頂葉（superior parietal lobe）涉及了這個過程（上頂葉受損的中風患者有時無法辨識身上的肢體是自己的）。我們確切知道的是，全部的身體地圖相互交流時，那會讓人感覺自己有一個符合實體現實的身體。問題是，有時這個系統會出錯，這時就會讓人產生異常的感覺。

以「幻肢」為例，那是一八七一年美國神經學家塞拉斯・威爾・米切爾（Silas Weir Mitchell）提出的說法。有幻肢的人會覺得截肢仍在身上，甚至有時還會痛。納爾遜勛爵（Lord Nelson）在聖克魯斯遠征（Battle of Santa Cruz de Tenerife）中失去右臂，此後，他把右臂仍存在的疼痛感稱為「靈魂存在的證明」——他說，既然手臂不在了還有感覺，整個人離世後，靈魂仍在世間，有何不可呢？

我們現在知道，那不是靈魂存在的證明，而是證明了另一件非比尋常的事情：神經可塑性，或者說是大腦在我們一生中重塑自己的能力。截肢以後，腦中曾接收那個肢體傳來訊息的區域現在被忽略了。大腦不喜歡浪費寶貴的空間，所以肢體被截除後，身體圖像的其他部位便迅速擴展，取而代之。這就是幻肢出現的原因——大腦中原本處理手臂觸摸的區域，現在可能被處理臉部觸摸資訊的神經元所接管。這可能導致一種錯覺：臉部被觸摸時，反而感覺像切斷的手臂被觸摸了。

這些幻肢常令人感到疼痛，幻臂可能給人麻痺或緊握拳頭的感覺。大腦的運動區域可能依然試圖發送指令給那個再也無法挽回的肢體。這些混雜的資訊使人以為幻肢癱瘓了。有一個簡單的技巧幾乎可以瞬間減輕這種疼痛。你坐下來，在依然存在的肢體與幻肢之間放一面鏡子。僅存的肢體照鏡子時，可以感受到幻肢的位置複製出一模一樣的鏡像。這時你鬆開真實肢體的拳頭，或是移動真實的肢體，讓大腦以為幻肢也在做同樣的動作。如此一來，就能紓解疼痛，甚至使幻肢完全消失。

你不需要真的失去肢體，才瞭解幻肢融入身體形象是什麼感覺。準備一個大型的塑膠手套和兩支小刷子，把手套放在你面前的桌上，用一塊木頭或紙板遮住一隻手。現在請一個朋友同時用那兩支刷子刷你的真手和塑膠手套，來回刷多次。一旦幻覺出現，你會開始覺得那支塑膠手套是你的手，你可以直接感覺到手套上面的刷子觸感。

由此可見，我們的身體意象很容易改變，上面是最有名的例子，不過還有很多其他的例子。二○一一年，加州大學的拉瑪錢德蘭和同仁寫了一篇論文，描述一種新疾病，他們稱之為「外肢症」（Xenomelia）。罹患這個病的患者在其他方面都很理性，但他們有強烈的欲望想要切除健康的肢體。拉瑪錢德蘭接觸的第一個案例是一個二十九歲的男子，他說他從十二歲開始，就有強烈的慾望想要切除右腿。他說那條腿讓他覺得自己「過度完整」了，他只想把它去掉，他也坦承這種感覺不正常。他首度造訪拉馬錢德蘭一個月後，就把乾冰倒在小腿上，迫使外科醫生幫他截肢。

許多醫生聲稱，那種人只是為了引人關注，或是因為早期接觸截肢者而導致心理創傷。但拉瑪錢德蘭認為，那更有可能是因為大腦中有一個可識別的生物機制。

當時他告訴我：「我們要求這些病人在肢體上畫一條線，標出他們想截肢的位置。接著，過一個月後，又要求他們再畫一次，結果那條線是畫在完全相同的位置。這種現象太具體了，不能歸因於某種癡迷。」

拉瑪錢德蘭為了證明他的論點，與同在加州大學任職的神經學家保羅・麥高夫（Paul McGeoch）合作，一起分析四名希望截除一條腿的外肢症患者。實驗很簡單：他們觸摸每個病人的腿時，也掃描他們的大腦。

研究結果令人吃驚：他們觸摸參試者的「正常大腿」或那支異常大腿的截肢線以上部位時，右上頂葉會出現明顯的活動。當他們觸摸參試者不想要的腿時，大腦那一區的活動毫無變化。研究小組指出，右上頂葉的功用是統一不同的感官輸入，以營造出一種擁有身體的一貫感受。他們認為，當一個人覺得自己處於一種不自然的情況，可以感覺到自己的肢體被觸摸，但觸摸的感覺並未融入身體意象時，就會出現外肢症，這會使人產生想要截除那個陌生肢體的欲望[10]。

有趣的是，類似的說法也許可以解釋為什麼跨性別人士常感覺他們與自己的身體結構格格不入。最近加州大學的蘿拉・凱斯（Laura Case）和同仁招募了八個生理上是女性、但覺得自己是男性的參試者，他們有強烈的欲望想要擁有男性的身體架構。凱斯也招募了一群非變性的女性作為對照組。為了找出他們的大腦在處理性器官的相關資訊時是否有顯著的差異，凱斯和她的團隊在輕拍參試者的手或乳房時，掃描了每位參試者的大腦。誠如預測，手和乳房的刺激都會使頂葉的對應區域開始活動。但是在跨性別那組中，他們的乳房被觸摸時，大腦對應區域的反應明顯比手被觸摸時的情境還少[11]。

這兩項研究都有一個雞生蛋、蛋生雞的問題——我們無法分辨大腦差異究竟是導致一個人一輩子厭惡某個身體部位的原因，還是結果。儘管如此，這兩個實驗都清楚證明了，內在產生的身體意象很重要，尤其是頂葉的重要，它幫我們產生那樣的意象。但那也可以用來解釋狼化妄想症嗎？

目前只有一個早期跡象顯示或許可以。一九九九年，哈姆迪遇到一位五十三歲的病人，她患有癲癇和嚴重的憂鬱症。有好一段時間，她一直覺得她的腳長出爪子了，而且很難擺脫這種想法。腦部掃描顯示，頂葉的一側有組織受損。這是第一個跡象顯示，狼化妄想症的患者說他們感覺身體正在改變形狀時，他們的大腦可能真的有這些感覺。

我們也知道，思覺失調症的患者對身體的幻覺更敏感，例如前面提到的塑膠手套錯覺。腦部掃描顯示，那可能是因為強烈依賴來自視覺和運動的感覺資訊，而不是依賴儲存的身體表徵。這可能顯示，在某些極端的情況下，爪子或動物臉部的視覺幻象可能更容易融入人的身體意象。

遺憾的是，馬塔的腦部掃描並未發現任何異常，但這不表示他的腦部就很正常。我與幾位醫生談過這種疾病，他們認為，未來出現解析度更高、更先進的神經造影技術時，也許可以解開狼化妄想症及思覺失調症那些無法解釋的本質。

哈姆迪說：「目前有很多假設和局部的解決方案，但是在得出結論以前，我們需要對更多的患者進行掃描，做更大規模的研究。所以現在我們繼續治療馬塔的思覺失調症，希望這能幫他解決變成老虎的想法。」

大腦營造出一種我們每天視為理所當然的感覺

回到阿爾艾茵醫院，拉菲雅走進房間，後面跟著馬塔和三位年輕的醫生。馬塔抽菸休息時，拉菲雅得知馬塔的母親和姊姊去印度了。他姊姊開始出現思覺失調症的跡象，正在一家專科醫院接受檢查。拉菲雅似乎覺得馬塔已經停止服藥，母親不在身邊的焦慮感加劇了他的症狀。

馬塔穿過房間，看起來精神好多了。他坐在前排的一個座位上，看著我說：「我想繼續接受訪問。」

我露出微笑並謝謝他，然後再次問他，他覺得自己變成老虎時，如何知道自己是老虎，而不是其他動物。

這次他回答得很快，也很流利。

「我不知道為什麼我是一隻老虎，我只知道我是。我聽到周圍有很多聲音，說我不好，嘲笑我，說我是垃圾，說我沒資格當人類。有時候我會覺得周圍有一頭獅子，有時牠會攻擊我，抓住我的脖子後方，使我痛得動彈不得。我可以看到我遭到攻擊的地方有血流出來。」

「你覺得你能保護自己嗎？」

「不，」他搖搖頭。「我無法防禦獅子的攻擊，因為牠比我強壯多了，所以我覺得我必須先進攻。」

「那會持續多久？」

「有時只有幾分鐘，有時是幾個小時。」

哈姆迪打岔問道：「最近你有這種感覺嗎？還是今天才有這種感覺？」

馬塔說：「是昨晚開始的。」他看起來心煩意亂，「當時我躺在床上，覺得那個感覺又出現了，所以我鎖上門，用毛巾蒙住頭，把自己裹在被單裡，以免移動手臂或脫身。」

他說，有一次，他再也無法抑制衝動，乾脆把水泥塊綁在鞋子上，讓自己的腳沉重到提不起來。

「我只是想阻止自己去傷害任何人。」

「你覺得自己是老虎時，有照過鏡子嗎？」我問道。

「有，」他說。「我感覺自己是老虎時，看過鏡中的自己，我看到兩個東西。我看到自己變成老虎，我也看見一隻獅子抓著我的頭和脖子。我無法把那個情況合理化，那很可怕。」

儘管馬塔有這種行為異常，但大家並不覺得他對任何人構成威脅。藥物治療通常能讓他在社會上正常運作，也在當地社群裡安全地生活。

「我們很高興他是住在家裡，有家人和社區護士照顧他，」哈姆迪說。「這裡和英國的情況不同——這裡非常強調家人協助照顧病人。」

我又問馬塔：「除了吃藥以外，你還可以做什麼來防止自己產生錯覺？」

他指著白色的長袖長袍和頭飾說：「我總是穿白色的衣服，那讓人平心靜氣。白色感覺是很平靜的顏色，我出現奇怪的感覺時，穿白色對我有幫助。」

突然間，現場的氣氛又變了，馬塔大笑起來。他張開手指，彎曲指關節，低下頭，脫掉鞋子。接著，他抓住左腿，露出痛苦的表情。

頓時間，虎嘯又開始了。

坐我旁邊的醫生說：「我覺得我們該走了。」另一個人問馬塔，是否需要一些藥物來紓解焦慮。他點點頭，頭也不回地離開房間，然後就走了。

※

我很想在此補充馬塔現在的狀況很好，藥物和心理治療幫他消除了幻覺。但遺憾的是，事實並非如此。我回國幾個月後，發電郵給拉菲雅，請她幫我翻譯我寫給馬塔的信，謝謝他當初願意接受我的訪問，我也想知道他的感受。拉菲雅迅速回信說，馬塔受訪那天的行為，顯示病情復發嚴重，後來他一再地住院治療。目前為止，他的身體功能尚未恢復可接受的水準。

馬塔的大腦可能是獨一無二的，但我們可以從那些極端的案例中學到很多東西，尤其家人在照顧那些原本需要永久護理的病人方面，可以發揮不可思議的力量。如果把狼化妄想症的患者和經歷過身體變化的人放在一起看，你會看到大腦孜孜不倦地運作，以營造出一種我們每天視為理所當然的感覺：一個感覺像自己的身體。

Chapter 7

露薏絲：彷彿魂魄脫離了身體

露薏絲看來魂不守舍、提心吊膽、疲憊不堪，茫然地看著我們周遭的人。

她說，她覺得自己像活在一齣戲裡，她身邊的每個人，包括我在內，都是演員。她感覺自己完全脫離了這個世界。「我可以聽到我在跟妳說話，」她說，「理性上，我知道這是我的聲音，但感覺不像我的，所有的感覺都很不真實。」

我想，現在是問你一個問題的恰當時機了。

「你是誰？」

這個問題看似簡單，卻有多種答法。我們思考我們是誰時，往往是從別人的角度思考。我可能把自己想成記者、女兒、朋友、妻子、

○○七情報員的粉絲，但還有什麼因素也構成「我」呢？誠如馬塔的例子所示，我的身體也是「我」的一部分。我的體型高挑窈窕，還有一雙大腳丫。

然而，我的另一方面也存在於那個身體裡。我是由情感、記憶、思想、觀點、身體感覺所構成的，那些都帶有一種「屬於我」的感覺。我在鏡中看到的身體天天都有變化，但那個身體裡的人是不變的。科學家喜歡稱之為「自我意識」，這種對個人思想和感覺的依戀似乎應該是持久的。然而，事實不見得如此。

瑞士哲學家亨利·弗雷德里克·阿密爾（Henri Frederic Amiel）在日記裡描述了一種奇特的感覺：「我覺得我彷彿是從墳墓的後方、從另一個世界，來看待現實的存在。一切對我來說都很陌生，彷彿我在自己的身體和個體之外。我失去了個性、感到超然、隨波逐流。這是瘋狂嗎？[1]」這些感覺後來被定義為「人格解體障礙」（或譯「自我感喪失疾患」，depersonalization disorder）——感覺抽離了自己，彷彿外部世界和內心世界變得很不真實，就像阿密爾說的那樣，跟自己的精神體驗不再相關。有些人形容那種感覺像在看自己的電影，又或者他們對世界的觀感不再寫實。

你可能以前也有這種經歷。一般認為，正常人也常暫時出現輕度的人格解體，尤其是承受高壓或疲勞的時候。例如，時差或宿醉的恍惚感也可視為一種短暫的人格解體。包括搖頭丸在內的一些毒品也和那種感覺有關。

人格解體可能在毫無明顯的誘發因素下突然出現，或是在龐大壓力或童年創傷之後出現。有些理論認為那是一種保護機制。那個理論主張，我們面對極度的危險時，自我意識可能抽離現實，以便擺脫現狀的壓力。我對這種說法頗有共鳴，因為這讓我想起某天早上開車去看牙醫時，我也曾短暫經歷了人格解體的狀態。

當時路面濕滑，碎石和落葉都被雨水沖到我家附近一個丁字路口的底部。我把車子開到道路的盡頭時踩了煞車，但車輪打滑，害我全速衝進迎面而來的車流中。車子打滑後旋轉，撞上一根路燈。整個過程不僅感覺像慢動作播放一樣，也感覺像發生在別人的身上。煞車失靈的那一刻，我清楚記得魂魄抽離身體的感覺，好像那個身體不是我的。我記得我當時想起了駕訓課，並思索駕訓班的教練是否曾教我那種情況下該怎麼做。我當下判斷他沒教過，並因為他沒料到這點而感到生氣。接著，我回想起我在電影中看到有人遇到車輪打滑時猛踩煞車，所以我試了一下，但那樣做並未止住汽車打滑。我開始從迎面而來的車流中，尋找哪台車可能是我撞上的目標。我覺得我看著自己愈來愈靠近路的盡頭。我記得當時心想，有沒有什麼方法可以警告對面的來車，並在我接近一位尚未反應過來的駕駛時，努力地露出抱歉的表情。撞上第一輛車並旋轉一百八十度後，我當時還在想，為什麼安全氣囊失靈了。接著，我想辦法調整姿勢，以減少第二次撞擊時受到的傷害。那時我覺得整個身體幾乎都不是「我的」，彷彿我在腦中的某處看著這一切發生。後來，隨著我的車子終於在馬路的對面停下來，這場慢動作的災難才結束。如果這就是人格解體的感覺，那個過程非常短暫：車子撞上路燈後，我肩上的疼痛感馬上把我的魂魄拉回身體。不過，對有些人來說，這種人格解體、魂魄抽離自我的感覺卻是一種永久的生活方式。

覺得自己像活在一齣戲裡

我把車子開進一條小巷，兩旁是色彩繽紛的連棟別墅。此時大雨傾盆而下，那條鵝卵石的鋪路極窄，連我的 Mini 汽車也難以做三點迴轉。我是在英國南部海岸的濱海城市布萊頓（Brighton）。我鎖好車，衝到最近那棟房子的門口避雨。一個小孩朝我咧嘴一笑，他說：「妳是海倫嗎？」

我跟著那個孩子進了他家。我打招呼問道：「哈囉？」露薏絲突然出現在樓梯的頂端，招手要我上樓。客廳裡有兩個孩子盯著我看。

「嗨，」露薏絲愉快地說：「抱歉，這裡感覺有點忙亂，這些孩子不全是我的，妳要喝點茶嗎？」

眼前的露薏絲和我幾年前見到的樣子截然不同。當時，她坐在倫敦市中心的泰特美術館（Tate Gallery）裡，看來魂不守舍、提心吊膽、疲憊不堪，茫然地看著我們周遭的人。當時她說，她覺得自己像活在一齣戲裡，她身邊的每個人，包括我在內，都是演員。她感覺自己完全脫離了這個世界。「我可以聽到我在跟妳說話，」她說，「理性上，我知道這是我的聲音，但感覺不像我的，所有的感覺都很不真實。」

現在，露薏絲站在廚房裡，壺裡燒著開水，看起來跟以前判若兩人。首先，她的金色鬈髮已經變成深棕色，但真正的差異是她的眼神：一年前，那雙眼睛看起來很疏離，對世界感到不安；現在那雙眼睛明亮清晰，眼神專注。她面帶微笑，充滿自信，笑談著隔壁房間亂成一團。露薏絲倒了兩杯茶，接著指引我走下狹窄的樓梯。

露薏絲說：「現在我遇到人格解體時，不會慌張了。我會告訴自己，這不是真的，是大腦在搞怪，一切都沒變，這仍是我的手臂，這裡仍是我的房子，一切照常運作。」

她打開一個門，歡迎我進入一個裝飾明亮的夏威夷風情酒吧，我原本以為那裡是車庫。她說：「我幾年前改裝的。」

房間裡擺滿了玻璃杯、蠟燭、連串的燈籠。牆上掛著部落面具和夏威夷人戴在脖子上的花環。我坐上一張酒吧的凳子，請露薏絲從頭開始描述整個過程。

※

第一次發生人格解體時，她只有八歲，因病請假在家。

她說：「那天早上醒來，我突然覺得我好像被扔進了自己的身體。那種感覺很難描述，很像我剛出生一樣。我周遭的一切感覺都是新的，我覺得我和上一秒的自己截然不同，是個全然不同的人。我突然真正意識到自己在哪裡，意識到自己是誰，周圍的一切都很陌生……」

她停頓了一下，「我對自己及周遭的一切都感到生疏。理性上，我知道一切並未改變。我是在認識的世界裡遊走，卻再也沒有感覺。我確切地感覺到自己抽離了身體和世界。」

「啊！」她不禁哀嘆：「這很難解釋。」

露薏絲和人格解體的人一樣，很難描述自己的心境，她似乎找不到貼切的比喻來描述那種感受。她又試了一次：「就好像你在觀察那個世界，但你已經不屬於那個世界。」

她最初幾次人格解體時，時間很短暫。她說：「小時候，每次人格解體只會持續幾分鐘。當下我覺得很恐慌，馬上跑到別人的身邊，但我從來沒跟任何人提起這件事。」

「為什麼不說呢？」

「我也不知道，我只是覺得那很奇怪，我不想讓別人覺得我瘋了。」

這就是人格解體與思覺失調症不同的地方。這種感覺自己和周遭世界皆已改變的不安感，並未伴隨著任一種精神病。患有人格解體障礙的人，從未失去分辨真假的能力。

「你永遠不會相信自己是另一種現實的一部分，但這也是問題所在。」露薏絲說：「理性上，你知道你經歷的奇怪感覺不可能是真的，你所在的世界並未突然改變，但你依然覺得一切變了，所以感覺才會那麼可怕。那比和小仙子或小妖精在一起還要糟糕，像是一個神志清醒的瘋子。」

你的整個世界似乎都發生在別人身上

人格解體的經驗第一次讓露薏絲感到煩惱，是發生在大學的時候。那時她患有偏頭痛，突然覺得世界變得疏離，魂魄抽離了身體。她說，她感覺自己飄浮在世界中，不再屬於那個世界。這種感覺每次發生都會持續好幾天。

她說：「一開始是持續一週，後來愈來愈長，最後就固定下來了，揮之不去，我不得不輟學。我陷入永久的焦慮，就像你坐在椅子上，把椅子往後仰，以兩支椅腳支撐著身體，感覺快要摔下去似的。我隨時都有那個感覺，一直覺得一切感覺很怪，卻無法不去想它。我以為我快瘋了，那實在很可怕。」

儘管露薏絲的內心一片混亂，但周遭的人並未馬上意識到她有什麼不對勁。理性上，她知道自己該做什麼，所以她的行為在別人眼中完全正常。然而，多年來她始終覺得自己好像與世隔離，內心既失落又恐懼。她去看了無數次醫生，醫生對露薏絲的奇怪症狀只能聳聳肩，無計可施。露薏絲開始陷入憂鬱，她擔心焦慮症會伴隨那些不真實的感覺一起發作。

她說：「最嚴重的時候，我在家裡完全不能聽到一丁點噪音。你處於這種狀態時，周遭一切似乎都在對你尖叫，以引起你的注意。然而，在此同時，你的整個世界似乎都發生在別人身上，你無法掌控那個人。感覺像在焦油裡跋涉前進，令人筋疲力竭。」

「而且妳無法置之不理嗎？」我問道，「例如，把心思專注在大腦的理性部分，讓那個部分告訴妳一切正常？」

「不行。」她回答：「對自己說：『想開一點』，就像試圖以石膏修復炸斷的腿。」

她沉默了一會兒。「你看過愛德華・孟克（Edvard Munch）的那幅畫嗎？」她突然說，「一張吶喊的臉，背景是橘色的天空？有人說那是一種人格解體。」

十九世紀，孟克創作了四件藝術作品，名為《大自然的吶喊》（*The Scream In Nature*）。那些畫作是由油墨、粉蠟筆、蠟筆繪製而成。每幅畫中有一個幽靈般的人物，頂著一張類似骷髏的臉，從畫布裡往外看，張大著嘴巴，雙手放在雙頰的兩側。人物身後的天空是由紅色的渦流所組成，遠方看似有水。兩個人站在旁邊，似乎沒注意到那個人的騷動。那年代的表現主義畫家往往特別注重內心情感的表達，而不是描繪寫實的圖案。孟克說：「該畫的不是椅子，而是一個人看到那張椅子的感覺。[2]」

孟克在《大自然的吶喊》畫框上題了一首詩，那首詩寫道：「我和兩位友人一起走在路上，夕陽西下，天色轉趨鮮紅。我感到一陣悲傷，停下腳步，累得要死。火舌盤旋在藍黑色峽灣及城市的命脈之上。朋友繼續前進，我獨自留在後頭，焦慮得發抖，我感受到大自然的巨大吶喊。[3]」

「我完全可以理解那幅畫的意境。」露薏絲說：「那個人和風景都在對你尖叫，那就是人格解體的樣子——那種症狀發生時，你得不到任何平靜。不僅外部世界看起來很奇怪，內心世界也是如此。你熟悉的一切都變得很陌生。你抽離了一切，甚至抽離你的記憶。你記得以前做過點點滴滴，但那些記憶突然間感覺不再是你的。那個症狀剝奪了你的過去，帶走了你的本質。」

「妳的記憶不像是妳自己的嗎？」

「對，你只覺得你和『你以為是你』的一切分隔開來，包括你的回憶、你的聲音。我的意思是，我知道那是我的聲音，那些是我的記憶，但是當我處於人格解體狀態時，那些看起來都不像是我的。我知道我可以控制自己講什麼，但我感覺自己是在一部電影裡，感覺那不是屬於我的。我只覺得我獨自站在一切的中心，其他人都不是真實的，那是一種與一切隔離的感覺，非常孤獨，好像你是世上唯一真正在這裡的人。」

我們第一次見面的幾年前，露薏絲住進了醫院，當時她才剛生下第二胎。

她說：「生孩子之前的那幾個月，我一直處於生病狀態，整個孕期都覺得很奇怪。當你主導他人的生命時，會覺得你並未主導自己的生命，那感覺是最糟的。生完孩子後，我第一次真正地放鬆下來。但我去沖澡時，那種奇怪的感覺又出現了，我得了嚴重的恐慌症。整個世界從四面八方朝我逼近，把我團團包住，使一切陷入漆黑。」

露薏絲說她完全不記得後來那兩個月發生了什麼，「我不記得生完孩子到住院之間發生了什麼事，那時我已經招架不住了，奇怪的想法盤據了整個大腦，我應接不暇，不知所措，完全無法想別的事。」

她的先生看得出來她不太對勁，但他也不知道究竟是哪裡不對勁。「大家不停地問我，是不是有憂鬱症，有沒有自殺的念頭。我告訴他們，我之所以會萌生一些糟糕的念頭，只是因為我想停止那種奇怪的感覺。現在我有一個小嬰兒需要照顧，我想繼續活下去。那只是一個大噩夢，像陷入地獄一般。我不會希望任何人經歷類似的狀況。」

感覺自己與外部世界脫節，不再是世界的一部分

初次造訪露薏絲以後，我連上一個專為人格解體者設立的線上論壇，以深入瞭解那種疾病[4]。我瀏覽論壇上的一些貼文，其中一人說，他有一種強烈的感覺，覺得他忘了自己是誰，也忘了人類生活的方式。他說：「我覺得我是來自另一個維度的外星人，盡我所能把自己偽裝成人類。我的所

有記憶都還在，但我覺得我無法相信那些記憶，大腦無法接受及吸收它們。」另一人形容自己是「一個框架，甚至連一個殼都不是。曾經是我的那個身體已不復存在」。有些人似乎足不出戶，不願花時間與那些感覺跟自己不同世界的人打交道。論壇上一位經常發言的人則是正好相反：他每天走十英里路，但依然對世界無感，「我實在是他媽的麻木得可以，我可以去任何地方，做任何事情，卻一點感覺也沒有。」

他們似乎都有某種程度的情感麻木。我問露薏絲是否也覺得她對人和周遭的環境缺乏情感。

「我理性思考時，確實對其他人有感情，例如我的父母和先生。但是，當他們在我身邊，我出現人格解體時，我會覺得那個房間是一齣劇，我面前的空間是舞台，他們都只是演員。所以那個時刻，我對他們或周遭的事物並沒有特別的依戀或情感。」

這個奇怪的矛盾現象令我震驚：露薏絲和人格解體論壇上的成員都提到情感上的麻木，他們感覺自己與外部世界脫節，卻為這種詭異的現象感到強烈的痛苦。就像孟克的畫作一樣，他們說世界似乎在對他們尖叫，但他們覺得自己不是世界的一部分。你怎麼可能同時感覺不到任何東西，又同時感受到所有東西呢？

這個問題的答案，似乎要從一樁不尋常的謀殺案看起。

我們知道身體對世界的反應

一九二一年夏天，威廉・海托爾（William Hightower）告訴一位報社記者，他一直在加州薩拉達海灘（Salada Beach）的一個熱門地點挖沙子，因為有人告訴他那裡埋了一些私釀威士忌，他希望能挖到寶。他說，在挖掘的過程中，他發現一條黑色的祈禱圍巾，他覺得那條圍巾是派翠克・赫斯林神父（Patrick Heslin）所有的。赫斯林是當地的神父，一週前失蹤，也是歹徒發出幾封勒索信的人質。

海托爾很想找到赫斯林以領取賞金，所以帶著記者回到現場，記者也帶了一群員警同行。他們開始挖掘。一名員警告訴海托爾，挖掘時要小心，因為他可能會挖到埋在地下那個人的臉。海托爾叫員警別擔心，因為他正在挖牧師的腳。海托爾因此被捕，赫斯林神父的屍體也挖出來了。

《舊金山電話郵報》（*San Francisco Call and Post*）安排海托爾接上一種新的機器，那是約翰・奧古斯都・拉森（John Augustus Larson）發明的「心肺心理記錄器」（cardio-neumo-psychograph），當地媒體很快就把那個裝置更名為「測謊機」。拉森採用的技術，是把血壓測試與皮膚傳導性、脈搏、呼吸測試結合起來。他認為，這些身體機能的波動，是偵測罪惡感的絕佳方法。海托爾是第一個用來測試這項技術的對象。八月十七日，報紙的頭條標題寫道「科學顯示海托爾有罪」。警方後來在海托爾的旅館房間裡，發現射殺神父的手槍、打勒索信的打字機，以及一些沙子。

儘管測謊機從未達到足夠的可信度，無法讓科學界完全接受，但那是證明人類無意識的身體功能與想法相互連結的最早證據之一。

有人曾經告訴你「憑直覺做」或「隨心之所欲」嗎？我們常說「跟著感覺走」，但那不只是修辭上的比喻而已。以心跳為例，現在想想，你能感覺到心臟在胸腔內輕輕地搏動嗎？或許它是明顯地怦怦跳，又或者你完全感受不到。花點時間去數一下心跳，不要摸著胸口，也不要量脈搏。這種數法是不是比你想像的還難？研究人員要求一般人數短時間內的心跳時，有四分之一的人數出來的誤差高達百分之五十。

我們感受身體狀況的能力稱為「內在感覺」（interoception）。即使你無法意識到這種感覺，應該也對這個概念很熟悉，因為除了少數人以外，多數人都能感覺到他們是冷、還是熱，疼痛來自何處，當下是渴、還是餓。這些都是內在感覺。

科學家通常是以心跳測試來衡量內在感覺的能力。每個人對這種身體意識有不同的能力，現在我們知道這種能力與我們的想法、感覺、社會行為息息相關。例如，言行舉止與心跳更協調的人，比較善於解讀自己的情感。善於解讀內心感受的人，也更善於解讀他人的感受。內在感覺能力較強的人，會根據環境中的微妙線索做出更好的決定，也可以更快做出直覺的選擇。他們可以更精確地判斷時間流逝，並在需要分散注意力的任務中表現更好。

《社會認知與情感神經科學》期刊（*Social Cognitive and Affective Neuroscience*）上刊登過一個值得注意的例子。那個例子說明內在感覺如何影響我們的思維：阿根廷的神經學家奧古斯汀・伊巴涅斯（Agustin Ibanez）描述「一個有兩顆心臟的男人」[5]。那個男人罹患心臟病，所以伊巴涅斯以機械幫浦取代那顆衰竭的心臟。但病人不喜歡那顆人工心臟的感覺，因為那顆人工心臟是裝在他的肚臍上方。他說，機械性的搏動讓他覺得心臟好像從胸腔掉進了腹部。但有趣的是，第二顆心臟的感覺也影響了他的行為。新的人工心臟不像以前的心臟那樣對外界事件產生反應。動心臟手術以前，他可以對他人發揮同理心。現在換成機械心臟後，他難以解讀他人的動機，看到痛苦的畫面時，也無法感同身受，甚至難以做出決定。

這也佐證了威廉・詹姆斯於十九世紀最早提出的理論：我們可以用知性和理性的方式來瞭解外界發生的事情，但我們之所以會對那個世界產生豐富的情感反應，是因為我們知道身體對世界的反應（例如跳動的心臟和手心冒汗）。

葡萄牙的科學家安東尼奧・達馬西奧（Antonio Damasio）在這個領域做了一些最有影響力的研究。他把情感（emotions）和感覺（feelings）視為兩種獨立的東西[6]。他說，情感是大腦對某些身體刺激的反應。例如，一隻瘋狗對我們狂吠時，我們的心臟可能會加速跳動，肌肉收縮，嘴巴變乾。這種情感反應是自動發生的。接著，大腦會對這些情感賦予意義——那是令人欣慰的情感、積極的情感、還是消極的情感呢？我們先知道身體的變化，並開始對那個「情感」形成一種意識表徵，之後才產生「感覺」——亦即以某個字眼來描述，並稱之為我們的感覺[7]。

你現在就可以驗證這個概念。先抿著嘴角，接著慢慢把兩邊的嘴角往上提起，然後再拉高一點。現在稍微張開嘴巴，把臉頰推向眼睛——你看，你在微笑。維持這個表情一下子，你現在內心的感覺好一點了嗎？應該有吧。科學家已經證明，「微笑」這個身體動作也會讓你實際上變得更快樂。根據達馬西奧的理論，大腦會注意到微笑相關的肌肉運動，並把它已知的正面價值觀和這種反應聯想在一起，從而創造出快樂的感覺。

大腦覺得身體訊號來自其他地方

最近的研究顯示，負責整合內部感覺資訊的大腦區域是腦島，那是位於大腦深處的一個褶層。一種合理的理論指出，來自身體的資訊會在腦島的中後方進行整理和整合，之後再由前腦島（anterior insula）重新表現出來，並在意識中產生感覺。

布萊頓和薩塞克斯醫學院（Brighton and Sussex Medical School）的意識專家尼克・梅德福（Nick

Medford）指出：「前腦島是形成『這是當下的我』這種預設形式的大腦部位。」梅德福花了很多時間把參試者放進腦部掃描機裡，讓他們看一些奇怪手術、骯髒浴室、蟑螂的照片——那些照片的目的是為了讓參試者產生反感。當我們看到這些容易喚起感覺的刺激時，腦島會產生反應。然而，梅德福給十四位人格解體患者看那些照片時，卻發現他們的腦島幾乎毫無反應，尤其是左前腦島。研究也顯示，有證據指出，「腹外側前額葉皮質」（ventrolateral prefrontal cortex）可能也會抑制腦島對可怕圖像產生反應。那個區域可以幫我們控制情緒。但是，人格解體患者似乎該區過於活躍，或是掌控力太大。

在梅德福的研究中，十四位人格解體患者裡，有十人服用治療情緒障礙的藥物四到八個月後，再次接受大腦掃描。那些腦島活動增強的人，人格解體症狀也有改善。那些服藥後症狀改善的人，腹外側前額葉皮質的活動也減少了；但人格解體症狀沒改善的人，腹外側前額葉皮質依然活躍[8]。

梅德福認為，如果人格解體患者是因為對世界的神經反應受到抑制，那他們的身體面對刺激時，應該也會缺乏自主反應。這裡的「自主」，是指我們無法控制的身體運作（那也是拉森測謊器的設計依據）。梅德福把焦點放在「皮膚傳導性」上，那是一種衡量基準，衡量我們受到刺激時，皮膚瞬間導電效應變好的方法。那時由於汗腺較活躍，導電率會提升。皮膚傳導性是神經學家最喜歡的工具之一，因為它可以讓我們客觀地洞悉情緒反應，畢竟手心冒汗是裝不出來的。

人格解體者也無法產生自主反應。無論讓他們看多怪誕或噁心的圖片，他們的身體幾乎毫無反應的跡象[9]。不知怎的，他們的身體對外界的自動反應變淡了，也沒有融入他們對自己或周遭世界的主觀感受中。但為什麼這會讓人覺得他們失去自我，或者說，為什麼他們會覺得這個世界變得不真實呢？後來發現，原因可能跟我們前面談過的一些概念有關——大腦是以預測的方式來理解世界。第五章「希維亞」談過，大腦不會處理它從身體和外部世界接收到的一切感覺輸入，而是對這些輸入的可能意義做出「最佳預測」。如果預測有誤，它會更新未來的預測，或是創造出更適合其接收訊息的世界觀感。

這個預測模型也可以解釋人格解體現象。當一切正常時，大腦會對身體內部發生的事情做出預測，那些預測會符合它接收到的實際訊號。尤其，如果是你自己產生的感覺，那預測幾乎是完全吻合的。不過，萬一出了狀況（例如，無法產生或整合內部訊號），大腦對身體內部狀態的預測和它接收到的實際訊號就無法匹配。或許，大腦為了瞭解這種混亂的情況，會覺得身體訊號和它們產生的感覺是來自其他地方。結果導致你再也感受不到自己的身體或想法，你覺得自己彷彿抽離了世界，旁觀著世界繼續運轉。一旦你出現這種特殊的感覺，似乎就會一直惦念著這種情況，那又會造成前面提到的矛盾現象：人格解體者對周遭的世界感到麻木，卻依然有一種難以招架的內在焦慮感。

※

住院的最後一個月，是露薏絲最後一次懷疑自己是不是瘋了。那段期間，醫院把她轉介給梅德福診治。

「我走進他的辦公室，告訴他發生了什麼事，我很沮喪，覺得全世界只有我有這種感覺，但他告訴我，那聽起來像人格解體障礙。我心想：『天哪，我竟然沒瘋。』聽到那只是一種病症，不是精神病，也沒有腫瘤，讓我鬆了一口氣，也讓一切變得更容易因應了。」

有些人格解體患者覺得，某些情緒穩定劑可以幫他們掌控焦慮，但不是每種情況都有效。有些患者覺得認知行為療法的效果很好，露薏絲就是一例。人格解體者通常會沉溺於內在與外在世界的陌生感中，導致惡性循環，症狀惡化。認知行為療法可以幫患者擺脫那種惡性循環。

此外，認知行為療法也教露薏絲如何把人格解體症狀和焦慮及憂鬱的症狀區分開來。「現在，最嚴重的時候，我會以更加平靜的方式處理。我會告訴自己沒關係，那只是腦中出現的一個流程，不要慌，沒事的，我還是我，這才是最重要的。現在，人格解體現象發生時，大腦的理性部分會更快地反應，這樣我就不會像以前那樣陷入絕對的恐慌。」

露薏絲坐回吧台的凳子上，我們聽著雨水打在車庫門上的聲音。儘管周遭充滿了雜音和鮮豔的色彩，但感覺出奇的平靜。

她說：「我並不是說，我再也不會為人格解體驚慌了，但我覺得現在我已經為它做好了準備，不會再像以前那樣驚慌失措，我現在有應對武器了。」

樓梯突然響起了腳步聲，一個半裸的小孩搖搖擺擺地走了進來。

「感謝上天，我面對摩根和瑪莎時完全不一樣。」露薏絲迅速且堅定地說：「我讀到一些人格解體患者的情況，他們完全脫離了自己的情感。我對周遭的人確實也沒有情感，但是對自己的孩子不是那樣。」她盯著摩根：「我對他們從來不會那樣，他們其實救了我一命。要不是因為他們兩個，我永遠撐不下去，永遠也走不出來。」

「感覺自己存在」的能力

我和那些孩子道別後，走到屋外，又回到傾盆大雨中。我在車裡坐了一會兒，看著水從擋風玻璃滑下來，那對我來說有安撫的效果。我之所以會有那種感覺，完全是因為我的內部世界和外部世界密切地融合在一起。我們可能是用大腦思考，但誠如亞里斯多德多年前所說的，我們確實是用心去感受。

我覺得不可思議的是，「感覺自己存在」這種最基本的感覺，竟然是以感知身體內部狀態的能力為基礎。而且，這個感知能力運作良好時，可以在多方面幫助我們。我想知道，有沒有什麼方法可以讓這個能力變得更好？

大家常說冥想有助於提高我們對內在身體的意識，但幾乎沒有科學證據可以證實這點。事實上，當愛荷華大學的薩希普・卡爾薩（Sahib Khalsa）對一組信奉藏傳佛教或熟悉拙火瑜伽（Kundalini yoga）的老練冥想者進行測試時，發現他們並沒有比不冥想的參試者更擅長偵測自己的心跳[10]。

許多實驗試圖操弄內在感覺，後來也證明無效。有段時間，大家似乎認為內在感覺的意識是穩固不變的。然而，二〇一三年，皇家哈洛威學院（Royal Holloway University of London）的薇維恩・安利（Vivien Ainley）和同仁發現，解決方案可能就在我們的眼前[11]。

她的研究小組請四十五位參試者一邊盯著自己的照片或六個描述自己的字眼（例如他們的名字、家鄉、摯友的名字），一邊數心跳。參試者看著自己的照片或盯著那些字眼時，比看著其他人的照片或六個隨機的單字時，更善於偵測自己的心跳。目前還不清楚為什麼會這樣，但研究小組認為，專注於自我指涉的圖片和文字，可能把大腦的注意力從外部世界透過腦島轉到內部世界，從而提高內在感覺的精確度。

這有臨床寓意：它不僅可能幫助人格解體的人，也可能幫助罹患厭食症、憂鬱症等常見症狀的人。目前大家初步認定，厭食症和憂鬱症都和內在感覺的意識低落有關。

這種訓練能否使內在感覺持續提升，目前仍有待調查。不過，當大腦訓練APP和宣稱可以給你競爭優勢的聰明藥產業興起時，我覺得光是照鏡子就有可能幫我們做更好的決定、改善注意力、變得更有同理心是不錯的概念。

Chapter 8

葛蘭：覺得自己是一具屍體

「我告訴他們，我已經沒有大腦了。」

葛蘭指著沙發說：「我坐在那裡，就是妳現在的位置。我就這樣坐一整天，坐好幾個月，腦袋空無一物。我什麼也不想做，什麼也不想說，什麼人也不想見，就只是盯著那堵牆，像顆蔬菜一樣。不知怎的，我的身體並未意識到大腦已經死了，但我知道大腦死了。」

我的車子從主幹道轉進迷宮般的單行道區域，好不容易終於找到我要找的入口。我停好車，下車站在原地，看到一個戴著白色棒球帽的老先生奮力地把除草劑噴灑在院子的瓷磚上。他把噴劑瞄向另一個角度時，挺直了腰桿。

當他轉過身來看著我時，我迅速走開了。

被人發現我正盯著他看，那感覺很尷尬。我的周圍都是成排的活動房屋，由幾塊磚頭撐著屋角。屋外的黃、藍、棕色保護層不敵英國嚴冬的摧殘，都已經褪色了。不過，今天的天空很藍，我可以聽到盤旋在附近的海鷗叫聲。我沿著未鋪設的小路往住宅區裡面走，終於看到我的目的地出現在遠方。一間迷你的棕色平房外，站著一個男人，雙手插在口袋裡，顯然是在等人。他的臉從我的方向轉開，我放慢速度，暫時延緩我們的會面。

突然間，那個人又轉過頭來，望著我的方向問道：「海倫嗎？」我緊張地笑了笑，點頭問好。

我不知道該如何為這次特別的訪談起個頭。

葛蘭五十七歲，但看起來比實際老。他的臉上布滿雀斑，飽經風霜，留著幾天沒刮的鬍子，髮際線平均地往頭頂方向移動。他穿著運動褲，脖子上綁著厚實的連帽拉絨衫。我看得出來他的自豪和喜悅，一台褐紅色的積架老汽車停在他家前面草坪的顯眼位置，我也知道在這個住宅區的某處住著他兩任前妻，他仍深愛著其中一人。

我跟著他走進屋內。門廊有菸味，地板上鋪著幾塊奇怪的地毯。他帶著我穿過一個狹小的走道，並指向一張褪色的皮沙發。

「請坐，別客氣。」他講話帶著出奇柔和的英國西部腔。

「好，謝謝。」

我坐下來，想著該以什麼技巧開場。這時，他也來到了客廳，我說：「所以，你曾經以為你已經死了嗎？」

虛無妄想症：覺得身體的某些部位已經死亡，

若要說哪種大腦值得收錄在本書裡，讓人覺得自己已經死了的大腦肯定是其一。我第一次聽到這種症狀是二〇一一年訪問拉瑪錢德蘭的時候，當時《時代》雜誌把他評選為全球最具影響力的百大人物之一。

我們都去聖地牙哥參加神經科學協會的年會，那是全球最大的科學會議之一，我獲得面對面採訪拉瑪錢德蘭的難得機會。

謝天謝地，他沒忘了我們的約定（他的記性是出了名的糟糕），我迅速把他帶離記者中心，前往隔壁的小走廊。我們一邊走，他轉頭對我說：「妳知道嗎，有些病人認為他們已經死了。他們說他們可以聞到腐肉的味道，但沒必要自殺了，畢竟他們已經死了，又何必自殺呢？」

拉瑪錢德蘭覺得這是在閒聊，但我一聽，訝異地看著他。

「真的啊，」他說，眼睛閃閃發亮，「確實很嚇人。」

※

雖然幾百年前人類就開始想像這種情景（類似屍體的生物是北歐來世的主角，屍鬼是北歐神話中的不死生物），但拉瑪錢德蘭所說的是一種臨床的死亡錯覺，稱為科塔爾症候群（Cotard's syndrome），有時又稱為行屍症候群。

醫學文獻中很少提到科塔爾症候群，但提到的時候，總是把法國神經學家朱爾斯．科塔爾（Jules Cotard）奉為發現這種症狀的始祖，他在一八八〇年代第一次描述這種症狀，所以這種病以他為名。

據傳科塔爾年輕時性格「嚴肅，深思熟慮」[1]。就讀巴黎醫學院後，他與法國哲學家奧古斯特．孔德（Auguste Comte）關係密切，那段友誼促使它對心智產生濃厚的興趣。一八六四年，科塔爾在巴黎的教學醫院「薩彼里埃醫院」（La Salpêtrière）實習，那家醫院以培養全球最卓越的神經學家著稱。他在那裡變成一位「對多種形式的瘋狂充滿熱情的學生」[2]。

普法戰爭期間短暫服役後，科塔爾回到家鄉，在精神科診所工作了數年，後來在巴黎郊區的人口稠密小市鎮旺沃（Vanves）自己開業看診。他研究了來自全國各地的精神疾病後，對嚴重的錯覺特別感興趣。當時他首次描述患有「虛無妄想症」（délire des négations）的病人，他把那種病症描述成一種憂鬱的想法，讓人感覺身體的某些部位或世界的某些方面已經死亡，或是一種最極端的形式：根本不存在。一八八二年，他為《神經學文集》（*Archives de Neurologie*）撰寫了一章，在文中生動地描述那種症狀。他說：「病人沒有內臟、沒有大腦、沒有頭，不再進食，不再消化，不再穿衣。事實上，他們絕對不碰食物，還常保留排泄物。[3]」

他補充提到，有些人認為他們已經喪失理智，變成笨蛋，無法思考，覺得別人說他在胡扯，有時甚至覺得智力遭到剝奪。那種錯覺有時可能跟外界有關，「病人想像他們沒有家庭，沒有國家，巴黎已毀，世界不復存在。」

從那時起，確診的科塔爾症候群病例不到一百人。科塔爾終其一生在演講及論文中提到的患者至少有五人，或許數量更多。

他有一個病人是「X小姐」，有人問X小姐叫什麼名字時，她說她沒有名字。進一步追問後，她聲稱以前叫凱薩琳，但不願再談她是如何失去名字的。她說她沒有年齡，也沒有父母。科塔爾問X小姐和其他像她一樣的人是否有頭痛、胃痛或身體上的任何疼痛，他們只回答，他們「沒有頭，沒有胃，沒有身體」。

科塔爾也寫過一位C夫人，她聲稱喉嚨被切除了，不再有胃，也沒有血了。還有一位C先生，他和C夫人沒有明顯的親戚關係。C先生拒穿任何衣服，因為他說整個身體不過是個大堅果。A先生認為他沒有陰莖，沒有睪丸，事實上「他不再有任何東西了」[4]。

我開始寫這本書時，反覆思索拉瑪錢德蘭說過的話。我問幾位醫生是否聽過這種症狀，少數聽過的人說，他們只讀過相關報導，那些患者要不是真的過世了，不然就是散布在世界各地的精神病院裡，從未完全康復。

後來，突然有一天，葛蘭出現了。他曾是艾克斯特大學（University of Exeter）的神經學家亞當．澤曼（Adam Zeman）的病人。澤曼告訴我，他一直在治療葛蘭，他罹患科塔爾症候群多年了，但現在顯然「狀態很好」，很樂於跟我談談。

過了幾週，我們從葛蘭的精神科醫生那裡取得許可。後來，他們一如承諾，把葛蘭的電話號碼寄到我的郵箱。所以我才會坐在這張皮沙發上，聽一位中年男人平靜地談論他最近的死亡。

我已經沒有大腦了

「所以，以前你以為你已經死了。」

「沒錯。」葛蘭一邊說，一邊坐上我對面的沙發，看起來很自在。

一九九〇年代，葛蘭也是住在這間行動房屋中，但過著截然不同的生活。那時他有兩個孩子，只有一個前妻。他從一家公司承包工作，那家公司專為英國某地區提供飲用水及處理廢水。他是承包商，負責安裝水錶。後來他經歷第二次離婚，隨著時間經過，逐漸產生重度憂鬱症。他不再去上班，也迴避朋友，很少離家。某天，葛蘭為自己放了一缸洗澡水，握住插電的吹風機，進入浴缸中。

「是不是發生了什麼事，讓你產生輕生的念頭？」我溫和地問道。

「我覺得不是，我只是非常憂鬱，我不知道為什麼會那麼嚴重，我不是真的很想思考為什麼。」葛蘭回應。

至於後來發生什麼，葛蘭已經不太確定了，他只記得他驚慌失措地打電話給哥哥馬丁，馬丁打電話叫了救護車。葛蘭在醫院裡住了幾週，由最初診斷他罹患重度憂鬱症的醫生負責照顧。不過，他們不知道他的憂鬱症已經轉變成截然不同的東西。

「你住院時發生了什麼事？」我問道。

葛蘭說：「我只覺得腦袋空空，我確信我沒有大腦，確信我在浴缸裡對大腦做了什麼。反正那時腦袋是空的，只有一片空白。」

「你是這麼跟醫生說的嗎？」

「我告訴他們，我已經沒有大腦了。」

這種感覺一直揮之不去，醫生持續尋找問題所在，他們通常會想要加以合理化：「葛蘭，如果你沒有大腦，怎麼能走路，坐在這裡跟我說話呢？」這個矛盾現象不僅醫生不解，連葛蘭自己也感到困惑。

他說：「那很難描述，感覺我的大腦像一塊無法吸水的海綿。」

他逐一列舉死亡的副作用，卻對那些副作用幾乎無感。「我其實毫無想法，毫無情緒，感覺不到任何東西，也聞不到任何味道，失去了味覺。就連我最愛的香菸也無法讓我提起勁來，而且我從十二歲就一直抽那種菸，卻馬上戒了，以前不抽菸會讓我焦躁不安。再也沒有什麼東西能帶給我快樂了，我甚至不記得快樂是什麼感覺，就只是腦袋空空，而且我知道——我說不出為什麼——但我就是知道，我再也沒有大腦了。」

「你從來沒想過：『我肯定還有大腦吧，因為我還坐在這裡呼吸？』」

「沒有，我不知道是怎麼回事，我不知道為什麼我的大腦明明死了，我還能繼續呼吸或說話，反正我只知道大腦死了。」

這就是葛蘭的醫生面臨的挑戰。葛蘭可以說話，呼吸，走路，卻無法把那些能力融入活著的感覺中。所以，當一個人信誓旦旦地說他已經死了，你如何說服他相信他還活著？葛蘭的醫生試過各種藥理解方，開抗精神疾病藥物及抗憂鬱藥物給他，但是都沒效。大腦掃描顯示其大腦結構沒問題，所以提供再多的心理治療也無濟於事。

葛蘭說：「那只是強化了我已經知道的東西。我告訴醫生，我的大腦已經死了，開什麼藥都沒用，還不如開巧克力豆給我吃。」

他們陷入了僵局：葛蘭無法說服醫生相信他已經死了，醫生也無法說服他相信他還活著。所以他們都同意，他可以在社區護士和兄長的密切關注下返家療養。

葛蘭指著沙發說：「我坐在那裡，就是妳現在的位置。我就這樣坐一整天，坐好幾個月，腦袋空無一物。我什麼也不想做，什麼也不想說，什麼人也不想見，就只是盯著那堵牆，像顆蔬菜一樣。不知怎的，我的身體並未意識到大腦已經死了，但我知道大腦死了，現在想起來真是可怕，但是當時就是那樣。」

就是那樣，沒別的了。我閉上眼睛，想了一下那種可怕的可能性。「你怎麼因應呢？」我問道。

「我還能怎樣？」葛蘭說，「我就已經死了，只能接受啊。」

深信自己已經離開人世

雖然科塔爾寫過文章詳細地描述類似葛蘭的病人，但醫學界以他的名字為此症狀命名可能是錯的。巴佐．克拉克（Basil Clarke）在著作《早期英國的精神障礙》（*Mental Disorder in Earlier Britain*）[5]一書中，提到荷蘭醫生列文訥斯．雷姆尼爾斯（Levinus Lemnius）的研究。他在書中描述雷姆尼爾斯的一些病人，其中一人聽起來跟葛蘭很相似。雷姆尼爾斯會不會是第一個描述這種症狀的人，比科塔爾早了幾百年呢？

為了找到答案，我去了一趟劍橋大學的珍本藏書室。那是個很大的房間，除了偶爾有鉛筆劃過頁面的聲音以外，幾乎鴉雀無聲（那裡嚴格禁止使用原子筆）。我抵達那裡時，館員已經取出我想借閱的書，等我來拿了。那是一本皮裝的小冊子，印於一五八一年，是雷姆尼爾斯所寫的《天性的試金石》（*The Touchstone of Complexions*）[6]。

我小心翼翼地把那本舊書拿到房間的後面，按照指示把它放在一個鋪著天鵝絨的架子上。我希望在這本皺巴巴的舊書裡找到類似葛蘭的症狀。

據傳，雷姆尼爾斯是一位知名作家，出版過談占星術、壽命、超自然神祕學的著作。《天性的試金石》是早期的科普書，描述不同的疾病及解釋病因，並聲稱內含「最簡單的規則……以便每個人都能嘗試及完全瞭解身體外在的確切狀態、習慣、特質和構造，以及內在的傾向、情感、動作和欲望」[7]。

如果雷姆尼爾斯知道科塔爾症候群的存在，他無疑會把那個症狀歸因於體液系統的失衡。體液系統是他那個年代普遍接受的醫學理論。事實上，那四種體液——黑膽液、黃膽液、血液、黏液——以及它們對維持人體結構平衡的重要性，就是那本皮裝小書探討的主題。

在該書的最後一章，我終於找到我想找的東西。在那裡，雷姆尼爾斯已經講到大腦了，並花了一些時間探討不同類型的憂鬱，尤其是患有所謂「精神憂鬱」的病人。他挑了一個特別有趣的案例研究：「一位先生陷入極度痛苦的虛幻境界，他以為自己已經死了，並深信自己已經離開人世。」

這位先生的朋友以各種威迫利誘的方式，想要使他恢復從前的樣子，但都無濟於事。他反駁了他們說的一切，拒絕他們提供的食物，堅稱他已經死了，「並說他那種狀態的人不需要任何食物或營養。」

這種說法聽起來很熟悉。醫生也想盡辦法讓葛蘭進食，但他說沒有必要。要不是家人每天強迫他吃東西，他根本不想碰食物。

雷姆尼爾斯描述的那名患者因拒絕任何幫助，最後真的快死了。這時，他的朋友想出一個妙計。他們穿上裹屍布，圍坐在他家客廳的一張桌子旁邊，桌上擺了幾盤食物。那個人看到一群人坐在家裡，質問他們是誰、在做什麼。他們回答，他們都死了。

「什麼？死人也會吃喝嗎？」

「是啊，」他們回應，「你來跟我們一起享用食物，就可以證明這是真的了。[8]」

顯然，這種獨特的邏輯說服了那個人好好地進食。不過，遺憾的是，雷姆尼爾斯並未提到那個人後來是否康復了。

我們再回到葛蘭的行動房屋。我跟他提起雷姆尼爾斯的故事，但他聽完以後似乎很傷心。他說，他虧欠家人很多，尤其是他的兄長馬丁。

他說：「他會確保我白天吃東西。現在他仍然天天來看我，以確保我沒事。他看到我這樣，一定覺得很難受。」（後來我說我想找馬丁談談，聽他回憶葛蘭的病情，但馬丁拒絕了。）

我問葛蘭，有沒有朋友知道他的病情。

「沒有，我沒告訴任何人。對別人說：『我沒有大腦』，那感覺很奇怪。我的朋友會說：『我們早就知道很多年了！』我自己也不明白我的狀況，所以我無法到處跟人說我死了，他們會覺得我瘋了。」

醫學文獻中很少提到科塔爾症候群。在少數提到的案例中，作者往往是以令人不安的措辭來描述病患的經歷。例如，有一個例子提到，一位女士認為自己在煉獄裡，已經死了，但尚未解脫。她把酸性物質倒在自己身上，覺得那樣做是讓她擺脫肉身的唯一方法。這讓我不禁想問葛蘭，當他呆坐在家中，從呆坐一整天變成經年累月時，為什麼沒試著再自殺一次。

他說：「我記得我也想過這個問題。我確實想過自殺，當時的情況真的很糟，但問題是，我覺得如果我再次自殺，去臥軌或是把頭放在鐵軌上……唉，這就像我跟護士說的，我告訴她：『我相信我的頭還是會在那裡，而且我還能說話，因為我早就死了，所以火車也輾不死我。』」

幸好，從體液系統盛行以來，醫學已有長足的進步。葛蘭出現科塔爾症候群幾個月後，就轉由澤曼接手治療。澤曼是神經學家，當初就是他介紹我認識葛蘭的。澤曼諮詢了比利時列日大學（University of Liege）的另一位神經學家史蒂芬．洛雷斯（Steven Laureys），他曾笑著告訴我，因為「我知道他喜歡怪東西」。

我問起洛雷斯這件事時，他回應：「我怎麼可能忘記呢？那是我的祕書唯一一次對我說：『你一定要跟這個人談談，因為他告訴我，他已經死了。』」

大腦失去意識，但其他部分還可以繼續運作

如果你希望找到兩個人相信「你覺得你已經死了」，那肯定就是澤曼和洛雷斯了。洛雷斯在職業生涯中，曾對人類大腦做過一些最引人入勝的實驗，並得到一些驚人的結果。他的研究團隊竭盡所能去瞭解、診斷、治療那些患有意識障礙的人。他們偶然間發現，毫無意識的「植物人」其實是被困在軀體中——他們完全知道周遭發生什麼事，只是無法讓任何人知道。

二〇〇六年，洛雷斯和同仁安卓恩．歐文（Adrian Owen）開發了一項測試，以檢查那些明顯處於植物人狀態的人是否能聽從指令。他們的測試方法是請植物人思考在屋內移動或打網球。這兩種想法在大腦中會產生非常不同的活動模式，研究小組可以利用腦部掃描來辨識。他們的第一個患者是一位二十三歲的女性，她在一次車禍中陷入植物人狀態（符合植物人的所有標準），她可以在

指令下產生兩種不同的大腦活動。後來他們發現，即使她動彈不得，其實她很清楚周遭的狀況，因為她能夠以那兩種分別代表「是」或「否」的想法（一個是想著在家中移動，另一個是想著打網球）來回答他們的問題[9]。

相對的，澤曼的職業生涯主要是研究比較怪異的意識障礙，例如永久的似曾相識（可能是癲癇造成）或失眠引發的暫時性失憶（嚴重缺乏睡眠的人做複雜的活動後，卻忘了自己已做過，例如醫生明明做了復甦術，卻完全忘了自己做過）。這兩位神經學家見過的意識種類，比你想像可能存在的種類還多。

多數人認為意識只分成有意識或無意識，所以當我們說「不同種類」的意識時，乍聽之下可能很怪。但誠如前兩章所示，意識有許多面向都可能消失，意識並非簡單的議題，數百年來世上最傑出的思想家（包括心理學家、神經學家、哲學家）都努力想要解釋這個議題。多數的科學家認為，我們的意識（或稱自我意識）是源自於大量的腦細胞配合身體運作的行為。理論上，我們可以詳盡地畫出所有的神經活動，如此一來就能以大腦狀態來解釋所有的行為。例如，我們可以說，大腦是如何運作以產生記憶、注意力、顏色的。這就是科學家所謂的「簡單問題」。然而，即使我們理解所有行為背後的大腦活動，那依然沒有解開「困難問題」——為什麼這種大腦活動會讓我們對顏色和聲音產生豐富的體驗，或是讓我們產生疼痛感或欲望。我們的自我意識始終頑固地抗拒我們想要理解及描述其存在的意圖。

神經學家安尼爾・賽斯（Anil Seth）說，如果我們想瞭解意識，應該把注意力放在容易問題和困難問題之間，運用可衡量的生物機制來探索某些意識特性是如何產生的。

例如，我們可以從以下區別開始著手：找出「意識」大腦和「無意識」大腦的區別何在。賽斯說，那似乎與多少神經元處於活躍的狀態無關。我們之所以知道這點，是因為大腦後方的小腦所包含的腦細胞比大腦皮質多出許多，但即使一個人完全沒有小腦，那也對意識毫無影響。二〇一四年，山東省的濟南軍區總醫院收了一名二十四歲的女子住院。患者說她感到頭暈噁心，並說她這一生絕大多數的時間走路都不太穩。她的母親說，她直到六歲，大家才聽得懂她在講什麼。醫生掃描她的大腦後，立刻找到問題的根源：她完全沒有小腦[10]。

所以，如果意識的有無和神經元的數量無關，那究竟區別的關鍵是什麼？米蘭大學的艾登納爾・卡薩利（Adenauer Casali）和同仁最近以一個劃時代的實驗解開了這個問題。他們用磁刺激的短脈衝來刺激大腦。當他們對麻醉狀態或睡眠中但沒做夢的人這樣做時，刺激點附近會產生一波活動。然而，他們對有意識的人做同樣的事情時，比較遠的皮質表面也會出現活動。賽斯後來把這種技巧描述成：敲擊大腦並聆聽回聲[11]。卡薩利和團隊開始用這種回聲來創造他們所謂的「意識量表」（consciousness-meter）——用來判斷一個人或任何動物是否有意識的方法[12]。

我們也可以找出大腦中負責意識的關鍵部位。例如，在大腦的前方和頂部似乎有一群區域對意識的產生非常重要，那一群區域合稱為「額頂網絡」（frontoparietal network）。那裡可以細分成兩部位：額葉和頂葉外側的活動，似乎與我們意識到外部世界的東西（例如周圍的氣味、口味和聲音）有關。另一個網絡的活動是分布在兩個腦葉的內部，那和意識到內部自我（例如對身體和心理意象的觀感）有關。我們專注於外部環境時，會看到第一個網絡活動增加，但第二個網絡活動減少。我們思考內在自我時，則正好相反。

近年來，科學家也質疑人類的意識是否需要某種類似管弦樂團指揮的東西——亦即能夠指揮整個程序的東西。法蘭西斯・克里克（Francis Crick）是這個觀點的支持者，他是神經科學界的先驅，在職業生涯的早期發現ＤＮＡ的結構。二〇〇四年夏天，克里克過世的前幾天，他和西雅圖艾倫腦科學研究所（Allen Institute for Brain Science）的同事克里斯多福・柯霍（Christof Koch）一起寫了一篇論文。那篇論文提出一個假設：那個指揮需要快速地整合大腦不同區域的資訊，並把不同時間抵達的資訊結合起來，以便理解這個世界。例如，關於一朵花的氣味、顏色、名稱的資訊以及對日期的記憶，可以合成一個「情人節收到玫瑰花」的有意識經驗。

澤曼與洛雷斯指出，帶狀核（claustrum，一種薄片狀的結構，連接幾個不同的區域）非常適合擔任這個類似指揮的角色。帶狀核深深嵌在大腦的中央，很少受到科學的探究。不過，二〇一四年，喬治華盛頓大學的穆罕默德・庫貝西（Mohamad Koubeissi）和同仁使用電極來記錄一名癲癇患者的大腦活動，當時他們發現其中一個電極是放在帶狀核上。

研究團隊以高頻電脈衝刺激那個區域時，患者便失去了意識。她停止閱讀研究人員要她看的文字，茫然地望著前方——她仍然醒著，但沒有意識；她對聽覺或視覺指令毫無反應，呼吸也變慢了。不過，刺激一停止，她立即恢復意識，但是對剛剛的事件毫無記憶。在為期兩天的實驗中，每次刺激那個區域後，都會發生同樣的狀況[13]。

我們很難說大腦某區在觸發意識經驗上比另一區重要。我喜歡把它想像成一輛車：一輛車的運行需要很多組件。有些組件比其他組件重要，例如你絕對需要汽油、引擎、鑰匙等等。或許汽車的這些組件就像神經元、額頂網絡、帶狀核。缺了其中一個，你就會失去意識。但汽車還有其他的部分可以讓它繼續運作（例如雨刷、方向盤、煞車）。我把那些部位比喻成讓我們可以主導身體、整合內部和外部世界，幫我們體驗顏色和聲音的大腦部位。當汽車的這些部位出狀況時，車子還是可以行駛，但感覺就是不對勁。

某個東西改變了病人的自我意識

葛蘭的房子裡飄著陳年的菸味，這讓我想起他之前隨口提起的一件事。他說他已經戒菸了，但他也坦言，即使抽菸已經無法帶給他快感，他偶爾還是會抽根菸。

「就只是想找點事做吧。」他說。

葛蘭的態度以及他對這個習慣的回憶，讓我感覺有點奇怪，令我不解。如果你真的認為自己已經死了，不吃不喝，為什麼你還會想要抽菸呢？當然，除非你仍然有菸癮，所以我突然想到，也許我應該像一些醫生那樣，對他說的每句話抱持更多的懷疑態度。正當我這麼想時，葛蘭把手伸向褲管，捲起褲腳，讓我看他的腿。

他說：「妳知道嗎，它們都掉光了。」

「什麼？」我吃驚地問。

「毛髮，以前我的腿毛茸茸的。」

「什麼！現在你不是嗎？」我說，盯著他赤裸的腳踝。

「全沒了！都掉光了，像拔光毛的雞。」

我們不發一語地坐了片刻。

「也許我應該去當潛水夫。」他說，臉上第一次露出微笑。

「醫生怎麼說？」

「他們無法解釋那種症狀，什麼都無法解釋。我一直告訴他們，我在浴缸裡電壞了腦子，但他們就是不聽。」

就這樣，我相信了他的說法。

不過，澤曼見到葛蘭的那一刻，就相信他的說法了。「我相信他，沒錯，我完全相信。」後來我向澤曼坦言我曾經短暫地懷疑過時，他這樣對我說。

洛雷斯則需要更多的說服。「他說他的大腦死了。你和他交流時，會覺得很奇怪，你會覺得他怎麼可能會相信自己已經死了。當然，你會因此感到懷疑，心想他是不是在唬我？」

不過，這兩位研究者都確定一件事：他們需要對葛蘭的大腦再做一次檢查。某個東西改變了葛蘭的自我意識，他們想知道那究竟是什麼。

如果一個人大腦中負責講理的部分變得不理性

在列日大學的迴旋加速器研究中心（Cyclotron Research Center），研究人員把葛蘭放進一台機器，那台機器狀似一個巨大的白色甜甜圈，以正子斷層照影（PET scan）掃描他的大腦。這種掃描可以監測腦內的所有代謝活動——亦即任何時刻發生的所有細胞流程。你在清醒的人身上會預期看到很多活動。

洛雷斯說：「我們看到的情況令人震驚。」

葛蘭腦中多數區域的代謝活動都很低，就像睡著或昏迷了一樣[14]。

洛雷斯說：「我從來沒見過任何人站著和他人互動，腦內活動還那麼少的。而且，我做這種掃描很久了，從未見過這種型態出現在清醒的人身上，我覺得這很特別。」

我們已經知道，一個人清醒時，腦中會有多少回聲和活動量，所以葛蘭的情況看起來很不合理。澤曼和洛雷斯寫了一篇有關葛蘭的論文，標題是〈腦死的清醒者〉（Brain Dead Yet Mind Alive）。

雖然葛蘭的大腦結構沒問題，但他的PET掃描顯現出非常不同的狀況。首先，他的額頂網絡幾乎沒什麼活動，但他的腦中還有另兩個區域也有問題。

第一個是所謂的「預設模式網絡」（default mode network）：那是一群神經元，組成額頂網絡的一部分，也包括顳葉的一些區域。當我們沒有專注在任何事情時，就會啟動預設模式網絡。那個網絡和出神、做白日夢、自我指涉的想法有關。它讓我們思考自己，回憶過去，規劃未來。有能力思考發生在自己身上的事情，可以幫我們理解這個世界。例如，現在我可以聞到麵包的味道，因為幾小時前我啟動了製麵包機。我可以聽到後方有奇怪的卡嗒聲，因為鄰居正在修繕家裡。我的背部很痠，因為姿勢不佳，我在電腦前工作太久了。我的世界感覺很合理，我應該為此感謝預設模式網絡。然而，葛蘭的預設模式網絡幾乎毫無動靜——這或許可以解釋為什麼他的自我意識如此低落。

但為什麼他會得出「我已經死了」的結論呢？

你可能以為，在大量的反證下，依然堅信自己已經死了，需要花很多的心力，但或許那並不難。大腦本來就討厭混淆的感覺，我們在本書中多次看到，大腦面對矛盾資訊時，會努力理解新的情境，通常它會決定採用最簡單的敘述來解釋異常的經歷。就像第六章那個以塑膠手套產生錯覺的例子：我們看到一支刷子刷著塑膠手套，自己的手也感覺到同樣的刷拂感時，大腦會推論那個塑膠手套一定是我們身體的一個部位。

我們可以用「裂腦」患者來證明大腦很容易欺騙自己。裂腦是指大腦的胼胝體（連接大腦左右半球的組織區域）切斷了，那通常是為了治療癲癇才動的手術。遺憾的是，我們有一些能力只存在大腦的一側。本書前面提過，基本的語言技能通常是由左半腦的某區所掌控。由於裂腦患者沒有連接兩個半腦的神經，無法在兩個半腦之間來回地傳遞資訊。所以，如果你只在他們的左視野擺一個東西（那是由右腦處理），他們無法描述它，因為資訊不會從右腦傳到左側的語言中心。假設你讓他們的左眼看一張雪景圖，讓他們的右眼看一隻雞，接著讓他們挑選兩個對應的圖像。在這個經典的實驗中，裂腦患者通常會選擇雪鏟和雞爪之類的圖。但你請他們描述一下為什麼會選那兩幅畫時，他們的回答很不尋常——他們會說：「我選鏟子是因為我可以用它來清理雞舍。」大腦的語言區域只能讀取右眼看到的東西（雞），所以他會編造故事以解釋為什麼他會選擇鏟子的圖片。由此可見，大腦多麼容易編造故事，儘管它認為那些故事完全是真實的。

簡言之，葛蘭之所以認定自己已經死了，那可能是他用來解釋為何他對世界有詭異新體驗的最直接說法。不過，他如此認定以後，為什麼不立刻撇開這種荒謬的想法呢？為了撇開那些想法，葛蘭必須使用讓我們評估信念的大腦系統。各種證據顯示，這些大腦系統是存在右背外側前額葉皮質（right dorsolateral prefrontal cortex）——亦即葛蘭腦中活動特別少的第二區域。澤曼跟我解釋：「如果一個人大腦中負責講理的部分變得不理性，你要怎麼跟他講理呢？」

想被埋葬的強烈欲望

我問葛蘭，他看到自己的腦部掃描圖時怎麼想。

他說：「我什麼也沒想。我以前從未看過，不知道那顯示什麼，我只知道它顯示我得了所謂的『科塔爾症候群』。」

這種病名是否帶給他一些安慰，我們不得而知。雖然那告訴他，醫生知道他患有某種疾病，但並未提供他自我意識或新工具，幫他處理那個問題。

他說：「那沒有改變『我覺得我已經死了』這個事實。那只是他們用來形容我這個詭異大腦的用語。」

在接下來的一年中，葛蘭多數時間都是待在母親的房子裡，不然就是坐在他的小屋裡盯著牆壁看。他唯一會去的另一個地方是當地的墓園。他告訴我，有時他會在那裡呆上一整天。

「我只是覺得那是我該存在的地方，你懂嗎？」他說。

他會繞著墳墓漫步，盡力去瞭解自己想被埋葬的強烈欲望。

「那是我能做到最接近死亡的事情。我心想：『反正我已經腦死了，又沒什麼損失，何不乾脆待在這裡。』我覺得在這裡很自在。」

葛蘭不止一次突然失蹤，家人心急如焚，只好報警求助。每次他們都在墓地中間發現他，他很樂於在那個專為死者開闢的地方度過餘生。

患者受到腦內的動脈收縮影響，相信自己已經死了

同一時間，在歐洲的另一邊，有人能夠理解葛蘭的處境。她是個中年婦女，我們姑且稱她為瑪麗吧，她才剛被緊急送到斯德哥爾摩的卡洛琳大學醫院（Karolinska University Hospital），一路上她不停地尖叫。

醫生和護士都無法使她平靜下來，她也拒絕告訴他們出了什麼事。瑪麗的病歷顯示她有腎衰竭的病史，最近她因帶狀疱疹接受治療，注射了阿昔洛韋（acyclovir）。醫生診斷後，覺得她最好趕

快洗腎，以清除血液中累積的毒素，那些毒素可能是導致她疼痛的原因。一個小時後，瑪麗說話了。她說她之所以如此難過，是因為她確信自己已經死了。醫生試著安撫她，繼續幫她洗腎。兩個小時後，她說：「我不太確定我是否已經死了，但我還是覺得很奇怪。」又過了兩小時，她告訴醫護人員：「我很確定我沒有死……但左手臂絕對不是我的。」不到二十四小時，她的虛無幻想幾乎完全消失了[15]。

瑞典的藥理學家安德斯・海爾登（Anders Hellden）和同事湯瑪斯・林登（Thomas Linden）對瑪麗的經歷很感興趣。

海爾登說，他已經注意到暫時性的科塔爾症候群出現在幾位腎衰竭的患者身上，不久又消失了。他搜尋了瑞典的醫療記錄，發現過去三年間有八人出現相同的症狀。他們都有類似的故事——出現某種腎衰竭，並曾經接受「阿昔洛韋」這種藥物直接注入血液中。你可能認出了這個藥名：阿昔洛韋是用來治療唇疱疹的常用藥物。

那兩位研究人員重新分析所有患者的血液樣本，結果發現高濃度的CMMG——那是人體分解阿昔洛韋時產生的一種分子。此外，多數的患者也出現很高的血壓。

我問海爾登，他怎麼看這種情況。他說：「我們覺得CMMG導致腦內的動脈收縮。」不知怎的，這種收縮所影響的大腦區域會使患者暫時相信自己已經死了。

我們永遠很難檢視自己的大腦

我問澤曼，我們能否確定葛蘭的病情是觸電造成的。儘管這個原因看起來八九不離十，但我知道科學家不認同那種相關性。

澤曼說，我們無法講得那麼確定：「在缺乏更有力的證據下（例如觸電前後的大腦掃描比較），我們無法確切地說葛蘭的自殺舉動導致他產生錯覺。」

我想知道，其他重鬱症患者的大腦中，是否也可能看到那種奇怪的活動。葛蘭的大腦可能只是那種常見狀況的極端例子嗎？憂鬱症的症狀在很多方面與葛蘭的症狀相似，他們都感到絕望、對生活失去興趣、缺少活動、與世界脫節。

憂鬱症的肇因很複雜，目前尚未全面瞭解，但最近的證據顯示，那可能是缺乏血清素（serotonin）及麩胺酸（glutamate）造成的。血清素與穩定情緒有關；缺乏麩胺酸會導致手指狀的神經元尖端萎縮，再也無法在腦中傳送訊息。我問澤曼，他是否認為葛蘭可能是這種診斷的極端例子，但他說，他預期葛蘭的大腦不會在陷入憂鬱時出現變化，即使是嚴重的憂鬱症也一樣。低代謝活動的型態遠比重鬱症的常見情況更為嚴重、廣泛。

他說：「當然，光憑一個案例研究，我們永遠也無法如此確定，但葛蘭的大腦變化特別罕見。」

也許沒有因果證據可以證明觸電引發葛蘭的精神障礙，但我們確實知道，這不是第一次頭部受到刺激而引發科塔爾症候群。在十八世紀末期，邦納（我們在「希維亞」那章見過他）為一個病人寫了一份簡短的報告。他描述那個病人是一位「年近七十的可敬老婦人」，她在廚房裡做飯時，突然一道風從門外吹來，吹在她的脖子上，導致她的身體一側突然癱瘓，「就像中風一樣」。整整四天，她的身體無法動彈，也無法說話。後來她的聲音恢復過來時，她要求朋友幫她穿上壽衣，把她放進棺材裡，因為她已經死了。女兒和朋友努力說服她相信她還沒死，但她聽了很激動，罵他們不願讓她安息。最後，他們拗不過她的要求，照她的話做，幫她穿上壽衣，放在棺材裡。她盡量讓自己看起來遺容整齊，仔細檢查壽衣的接縫，對亞麻的顏色表示不滿。邦納指出，後來那個女人慢慢康復，但每年依然幻覺復發好幾次[16]。

葛蘭的幻想最終也慢慢消散了。他無法精確地指出他第一次意識到自己感覺好多了是什麼時候。究竟是因為服用合適的抗憂鬱藥物，還是只是時間的醞釀，他也不得而知。但總之，他發病三年後，幻覺就逐漸消失了。

他告訴我：「某個時點，我突然覺得這一切太荒謬了。我心想，我一定還有大腦啊。」葛蘭的醫生把他的康復歸因於藥物和一般大腦修復一起產生的效果。葛蘭當時正在服用鋰鹽（lithium）、伊米帕明（imipramine）和氨磺必利（amisulpride），那些都是調節血清素、多巴胺等腦內化學物質的藥物，它們是控制大腦周圍活動通道的關鍵，這樣做可以幫患者改善情緒及治療精神異常的行為。

「漸漸的，我覺得我比較像自己了，」葛蘭說：「只是有時候我還是會覺得我有點死了，但是大多時候我已經恢復以前那個我了。」

他停下來，從馬克杯啜飲一口，那個杯子上寫著「世上最棒的爺爺」。他指著旁邊桌上的一張照片，微笑說：「我的孫子孫女都很乖。」

「你常見到他們嗎？」我問道。

他似乎對這個問題感到訝異。在這之前，他回答我的問題時，總是回應簡短，毫無感情，所以他給我的印象是有點孤僻。

「常看到。我每週都會看到他們，週日我會去跟他們共進午餐，那時就可以看到每個人了。」

「那其他人呢？你現在常出去嗎？」我問道。

「假日不出去，我有點老了，但每週我會去酒吧看看老友。」

「你也跟前妻見面嗎？」我問道。

「對……每週見面。」他迅速補充：「是第一個前妻，不是第二個。」他的語氣變得若有所思，「說實話，我也不知道第二段婚姻出了什麼問題，我不該讓她走的。」

儘管我整個上午都待在他家，談論著一個我覺得充滿自省的議題，我還是很難理解葛蘭對這個奇怪經歷的感受。他似乎難以表達自己的感覺，有點抽離了過往。一度，他告訴我，他希望他的故事能幫助其他有類似狀況的人——那想法還挺貼心的，但他似乎沒意識到自己的經歷有多麼不尋常。

我跟他提起這點時，他說：「我想也是。」

我不知道葛蘭是不是本來就沉默寡言，還是那種疏離感跟他的病情有關。

「你現在感覺有什麼不一樣嗎？」我問他：「科塔爾症候群有改變你什麼嗎？」

「有時我會想：『我和以前不一樣嗎？』我也不知道。一些好友有時會說：『你今天不像平常的你。』我心想：『有嗎？那我是誰？有什麼不同？』」

他再次停下來思考過去，我突然覺得那一刻他似乎充滿了不安，那是我目前為止看到他對病情的記憶產生最強烈的情緒。「那感覺太奇怪了，為什麼我會有那麼奇怪的感覺呢？」他說，「現在講這些，覺得聽起來很好笑。」

我不禁納悶，葛蘭可能真的瞭解科塔爾症候群對他的人生改變有多大嗎？那不是我當天第一次有那個疑惑。他唯一能確定的是他的胃口。他的胃口始終沒有回來。

他說：「那是科塔爾症候群唯一殘留的遺跡。以前我是定時吃三餐，現在吃不吃都無所謂，我從來不覺得餓。」

我問他，是不是只有這個後遺症——那個症候群只留下一個肚子空空的狀態。他猶豫了一下才回答。

「有時我腦中還是會冒出一些好笑的想法。有時我坐在那裡，會突然覺得自己有點死了。那只是偶爾發生，然後就消失了。」

※

我望向窗外，看見馬丁來了，他每天都會來探望老弟。我開始收拾東西，準備離開。我走回車子時，又瞥見那個老人戴著帽子。他又來到屋外，對著人行道縫隙中冒出來的另一株頑強雜草噴除草劑。我向他揮手微笑。

我離開那個住宅區後，開車回家，若有所思。葛蘭就像一個縮影，他讓我看到意識及自我意識的神祕。這裡有一個可以走路、說話、呼吸的人——那些行為應該囊括了意識的本質——但有段時間，那些生活的基本面向還不足以創造出一種完整的存在感。我們無法理解，為什麼人類能夠理解任何事情，這實在是令人沮喪。或許就像已故的哲學家吉伯特·賴爾（Gilbert Ryle）所說的：「在尋找自我的過程中，一個人不可能同時成為獵手和獵物[17]。」當大腦就是檢視一切的機制時，我們永遠很難檢視自己的大腦。

我們可能永遠也無法解開這個謎團。不過，科塔爾症候群之類的病症讓我們有機會檢視大腦的運作，這點依然令我感到安慰。例如，海爾登的阿昔洛韋研究顯示，現在（理論上）有一種方法可以任意啟動及關閉科塔爾症候群。單獨看的話，那無法揭開疾病的肇因或提供我們想要的答案，但是在瞭解人類大腦之謎的無盡旅程中，那也許可以幫我們往前再推進一步。

Chapter

9 喬爾：超級同理心，他人之痛苦猶如親受

在醫院那種環境裡，很難理解喬爾如何保持冷靜。如果一個病人感到疼痛、咳嗽和嘔吐，他會感到自己的肺也縮了起來。病人插管時，管子放入喉嚨的那一刻，他也會感覺到自己的聲帶緊繃。他把針插入病人的脊椎時，也會感覺到針慢慢插入自己的下背部……

喬爾．薩利納斯（Joel Salinas）在階梯教室裡處理自己的事情時，突然感覺到有人掐住他的喉嚨。那種感覺令他大吃一驚，雖然才持續一秒，但他注意到講台上的人正好用手掐著喉嚨，輕輕地揉著。喬爾說，像這種情況常令他猝不及防。

三十二歲的喬爾身形清瘦，相貌俊俏，有一雙棕色的眼睛和柔和的嗓音。他在邁阿密成

長，父母都是來美國尋求庇護的尼加拉瓜人。他在西語家庭成長，從小看電視學英語。童年過得比較單純，但大家有時會把他的早熟誤解為自閉症。事實上，他跟許多自閉兒不同的是，他覺得對他人發揮同理心或瞭解他人的行為並不難：他很清楚其他人在想什麼或有什麼感受——因為無論他們有什麼感覺，他也有同感。搔頭、皺眉、手腕上挨打等等——只要他看到了，他的身體也有產生同樣的感覺。

鏡像功能的運作，讓我們對他人的處境感同身受

你曾在足球場上看過痛苦的搶球動作，感覺自己的胃也跟著抽痛，或是看到別人難過時，也跟著難過嗎？如果有，那就是一種同理心。通常那是無法避免的，別人的想法、情感、身體動作也會潛移默化地滲透到我們身上，影響我們的想法和行為。那是人類社會的基本要件，只是我們通常沒意識到它的存在，那一切有賴腦中一個複雜的鏡像活動系統。

一九九二年，義大利帕爾馬大學（University of Parma）的神經生理學家賈科莫．里佐拉蒂（Giacomo Rizzolatti）和同仁發現，猴子抓花生以及猴子看著研究人員抓花生時，大腦中有一組神經元是以同樣的方式活動[1]。這些「鏡像神經元」最早是在前運動皮質（premotor cortex）發現的，那是負責規劃及協調行動的區域。後來，研究人員也在大腦的其他區域發現了鏡像神經元，例如處

理觸覺的區域。

這種鏡像功能之所以特別，是因為我們看到某人做某件事或做鬼臉時，不是只看到他們的動作——某種意義上來說，我們的大腦也感覺到那些動作。一般認為，這使我們能夠把他人的行為加以內化，彷彿我們是負責這些行為的行為者。過去二十年間，許多研究已經證實人類有鏡像神經元[2]，而且研究人員把鏡像神經元描述為人類演化大躍進的驅動力。很多人認為鏡像神經元對我們理解及解讀他人的行為，以及將心比心的能力非常重要。

不過，多數人並未意識到這種鏡像功能的運作。它讓我們對他人的處境感同身受，但不是真正感受到對方正在經歷什麼，因為大腦其他區域的訊號讓我們區分了發生在自己身上及發生在別人身上的事情。不過，有些人的鏡像機制異常活躍，導致他們只要看到別人身上的感覺，就能體會到同樣的感覺和情緒。那種感受可能來得很突然又強烈，以至於有時難以和真實體驗區分開來。

這種情況稱為「鏡觸聯覺」（mirror-touch synaesthesia），那與我們之前見過的其他聯覺不一樣，因為它有更多的切身感受。倫敦大學學院的神經學家莎拉．傑恩．布拉克莫爾（Sarah Jayne Blakemore）是最早發現鏡觸聯覺實例的人。布拉克莫爾某次演講時提到，文獻上記載有些人看到別人的身體被摸時，他也會有同樣被摸的感覺。演講結束後，一位困惑不解的女士走到她面前說：「感覺到別人被摸不是很正常嗎？」

布拉克莫爾隨後在《大腦》（*Brain*）期刊上發表了一篇論文，文中提到，她掃描那名女性的大腦，發現她觀察別人觸摸時，鏡像神經元系統比同齡者活躍許多[3]。在同一篇論文中，布拉克莫爾描述一個男人因中風而身體癱瘓，導致身體左側失去知覺。他看不到身體時，就無法感受到任何觸覺。不過，他看到自己的身體被摸時，他聲稱他可以感覺到觸摸。這是第一個跡象顯示：我們感覺到觸摸，不見得需要觸覺的刺激——在某些情況下，光是視覺就足以讓人感受到觸摸。

我亟欲知道那種情況是什麼感覺，所以一月的某個上午，就在暴風雪即將掩蓋美國東岸大部分地區的幾小時前，我前往波士頓去見喬爾。喬爾從有記憶以來就有鏡觸聯覺。不過，他的故事中最引人注目的一點是他的職業選擇。他是醫生，這表示他每天都會體會到痛苦的傷害、動盪的情緒，甚至死亡的感覺。

不只感受到他人的觸摸，也能感受到他人的情緒

我和喬爾坐在一個極其寬敞的大廳裡，那裡曾是查爾斯街監獄（Charles Street Jail），以關過麥爾坎X（Malcolm X）著稱，曾是波士頓最經典的地標之一。如今這座建築已改建成有三百間住房的自由旅館（Liberty Hotel），建築中仍保留許多令人不寒而慄的特色。每層樓都有鍛鐵欄杆，可以俯瞰富麗堂皇的中央圓形大廳。每個監獄廂房裡，如今都住著付得起高價住這個頂級地段的旅館

賓客。

喬爾有一種令人安心的特質。他面帶微笑，感覺真誠，也很隨和健談。每次我笑時，他也會跟著笑。他不僅懂得自嘲，也能言善道，擁有讓人想要馬上跟他做朋友的一切特質。或許我不該如此訝異，畢竟他比一般陌生人更善於瞭解我的感受。如果我把手放在大腿上，喬爾會感覺到有手放在他的大腿上。如果我輕咬嘴唇，他的嘴唇同一部位也會有刺痛感。如果我在手臂上推動一枚硬幣，他也會感覺到有個扁平的東西滑過他的手臂。如果我用牙籤戳我的腿，他會感覺到他的腿上也被刺了。他說那些感覺是真實體驗的不完美複製，是「一種感覺的迴響」。但喬爾不只感受到他人的觸摸而已，也能感受到他人的情緒。他看到別人一臉困惑時，他也會感到困惑；他看到別人生氣了，他的情緒也會跟著沸騰起來。

我們在大廳角落的舒適沙發上坐了下來，點了咖啡。我請他從童年開始講起。

「好啊。」他說：「大家可能會說我是一個情感早熟、非常敏感的孩子吧。」

他成長的過程中，並未意識到自己有鏡觸聯覺，但如今回想起來，他覺得那個特質肯定對他的行為有影響。首先，他比較喜歡和成年人相處，而不是和孩童在一起。

他說：「我想，那是因為我可以吸收他們的情感體驗。」

「所以你吸收成年人的情感，並樂在其中嗎？」

「對，我想應該是那樣沒錯。而且，小孩子想到的情感主要是快樂、悲傷、恐懼、憤怒等等，大人的情感不止那些。我和成年人相處時，可以體會到其他的情感，包括陰謀、疏離、衝動等等。他們有些用字遣詞是我當時還不懂的，但現在回想起來，我知道我當時也有那種情感。相較於同齡孩子的感受，體驗成年人的多元情感，感覺豐富充實多了。」

高中時期，喬爾比較喜歡談論別人的情感——通常是在對方不想談的時候。他說，他們往往覺得我很雞婆。

「後來我終於學會收手，不再雞婆。我學會判斷何時談他們的感受是適切的，何時該讓他們相信我對他們的情感一無所知。那有點像化名為克拉克．肯特（Clark Kent）的超人：我戴上眼鏡，就像其他人一樣。」

甚至可以感受到無生命的物體

雖然我能理解為什麼鏡觸聯覺讓喬爾有能力體會他人的觸覺，但我不解的是，為什麼他也能感受到他們的情緒。那不僅僅是因為他比較容易解讀他人的感受而已，他是真的和周遭的人感受到同樣的情緒[4]。如果他不主動抽離那種情況，或把注意力放在中立的事情上，他可能會連續幾小時都體會到跟自己心智狀態毫無關係的情緒。

喬爾解釋：「我之所以能夠感覺到別人的情緒，是因為對方的姿勢、臉部表情、無意間舉手投足的小動作——我的身體可以感受到那些東西。」

所以，喬爾看到別人微笑時，即使他的臉不會真的變化，但他的大腦活動會反映出他微笑時的活動，那會讓他覺得自己也在微笑，因此產生一種幸福感。這裡，我們又剛巧碰到達馬西奧的研究：情感的核心是身體的感覺。

喬爾說：「我把你的情緒套在我自己的身上，那會傳訊給我的大腦，使大腦以為那是我的體驗。所以，如果有人看起來很生氣，我的大腦會感覺到對方的臉部動作，彷彿那是發生在我自己的臉上，並告訴我：『你生氣了。』」

喬爾是二十出頭時，才發現自己有這種非凡的能力。事實上，那一切是從他發現自己有「字形—色彩聯覺」（grapheme-color synaesthesia）開始的。他讀醫學院時，去印度參訪。當時他們的團隊開始討論冥想，他的朋友艾略特提到，有些人的眼中，字母和數字是有顏色的，他們似乎比較容易進入冥想狀態。

「我心想：『他為何要提這個？』」喬爾啜飲一口咖啡。「那是值得一提的事情嗎？在我看來，那不是每個人都會嗎？人類本來就是那樣啊。」

他把艾略特拉到一邊，問他看到帶有顏色的數字是否正常。

艾略特溫和地告訴他：「不正常，一點也不正常。」

喬爾說：「那是我第一次意識到我有聯覺。」

後來，他去拉瑪錢德蘭的實驗室參加聯覺者的實驗，他才發現自己在其他方面也不對勁。研究人員在談及他的鏡觸聯覺之前，問了他各式各樣的問題——以為他知道鏡觸聯覺是什麼，也以為他有那個特質。

「當時我突然頓悟：『哦，所以這也不是人人都有啊？』當下我終於豁然開朗。」

他說，現在他對自己的觀感抱持著一種謙卑的不確定感。

「現在我更常分享自己的經歷，我喜歡聽到別人說：『對啊，每個人都有那種感覺，那並不獨特。』每次我檢查我對世界的觀感，聽到別人說：『那很正常』時，我就很放心。」

除了「字形－色彩聯覺」以外，喬爾觀察別人時，也能感受到數字。不僅如此，每個數字都有獨特的性格。

他提起這件事時，我問道：「所以數字的性格是否代表人的性格？」

他說：「我沒做過客觀的檢驗，所以不確定。但我的直覺是，那很準確。」

我聽了以後很感興趣。我還以為我已經聽過各種聯覺了，但這是我第一次聽到這種聯覺。

「所以總共有幾個數字和性格呢？」我問道。

「每個數字都是一小部分性格特質的集合，幾乎就像一個人一樣，所以我遇到一個人時，他可能兼具許多數字的面向。」

我覺得很困惑，他馬上看出了我的困惑。

「其實我可以舉例給妳看。」他說：「以妳來說，我看到最明顯的數字是8，還有兩個1和幾個0，背景還可以看到一點點9。」

「好吧，那些數字有什麼性格呢？」我問道。

喬爾微笑說：「我很難充分描述我的主觀感受，一來是因為那本來就很難，二來是因為我內在也有科學家的性格，他可能在我的內心不以為然，對此翻白眼。好吧，總之是這樣，所有的數字都有顏色。8是亮黃色，是充滿活力的香蕉黃。1是奶油黃，0是我最喜歡的數字之一，那是一種清澈明亮的白色，帶有一點暈彩。」

「所以我是帶有暈彩又透亮的。」我笑了，想起魯本對我的光暈所做的描述。

「8就像一個勤奮、堅強、認真、有真實意圖的人。1也是真實的，但可能比較好強。」

我想，我的家人肯定會說喬爾的說法有點準。「喬爾，我覺得這好像在看手相。」

「嗯，對，這也是冷讀術的基礎，對吧？」他又繼續描述，「9是個很黑的數字，我總是把它和高階管理者、掌權者聯想在一起，那是行動堅定的人。他願意的話，可以掌控全場。我眼中的0

有一種禪意，是冷靜中立的。」

聽一個認識我不到十五分鐘的人，如此歸納我的性格，令我感到相當不安。但某種程度上，我們都是在看到一個人的當下，馬上判斷對方，在腦中為他們歸納出一個印象，把他們按第一印象分門別類。只不過我們通常不會把一切劃分得那麼清楚，那些判斷通常只是一種模糊的本能，我們或許會稱之為直覺。

「人的數字會變嗎？」我問喬爾。

他說：「那有點像專注看一幅圖畫，我收集到的個人資料愈多，那張圖會變得愈細膩，數字會增添到不同的地方，大小會改變。等我對一個人有足夠的瞭解時，那張圖會變成由他的數字所代表的顏色所組成的風景。例如，我有一個朋友是灰色火山口中的藍綠色瀉湖，因為他的數字有很多的7和4，一些6，還有少許的0，但許多7組成了大部分的水。」

「7有什麼特質？」我問道。

「7是一種古靈精怪的感覺，像一個有點怪癖的人，但你就是很愛那種人！」

「你照鏡子時，會看到數字嗎？」

「會，但那不是一個確切的數字。那感覺像拿著手電筒照鏡子，有點像一盞明亮的燈，但沒有額外的資訊指引我。我覺得最接近的數字是0。我想說我看到4，但那可能是因為我想看到4，因為4有一些我想仿效的特質。那是一種平靜、舒心、友好的數字，是暴雨來臨前的溫和浪潮。」

「你覺得你在別人身上看到的顏色和數字，會影響你對那個人的看法嗎？」我想到魯本區隔影響時，偶爾會遇到的麻煩。

「會。我年紀還小時，會對那些讓我產生數字觀感的人產生反感或好感。但後來我更瞭解這個過程後，我懂得保持更客觀的距離，現在我會自問：『這樣合理嗎？這是我的隱性偏見嗎？這個人讓我感到不安是因為他有很多5嗎？我是不是應該給3更多的信任，不要抱持那麼多的疑慮？』

「你曾經完全忽略那些數字嗎？」

「有時候會，但我發現，我忽略數字關聯時，比較容易受到傷害。那幾乎有點像是一種更深層的直覺。你忽略它的話，也就是忽略自己的本能反應。」

我環顧大廳，看到一些人在旅館內走來走去，進出旅館，坐著喝咖啡，使用筆電。我想知道喬爾的感覺效應有多遠。他能感受到那些人的感覺嗎？所以我請喬爾大略描述一下他當下所處的世界。他瞥見附近的長沙發上坐了三個人，他說：「我可以感覺到那個女人把手機貼在臉頰上的扁平感。還有，坐她旁邊那個男人剛剛聳了聳肩，把頭縮進脖子中。」喬爾把下巴縮進脖子，「我的下巴可以感覺到他的雙下巴。然後，妳有看到那個匆匆走過的女人嗎？我可以感覺到她的頭髮在我的脖子後面拂來拂去。」

我正想問喬爾，他可以感受到周遭那麼多感覺時，如何完成自己的事情，這時他又讓我吃了一驚。

「妳看那個，」他突然指向我們之間那張桌子中央擺放的細長花瓶，「我的身體也有那種感覺。」

「你可以感受到無生命的物體嗎？」

「對，只要我看著它，我的脖子就可以感覺到花瓶的細長。」他把頭向上伸，「我感覺自己的脖子也拉長了，把我的頭高高地撐起來。」

「有時我會感到惱火或憤怒，這時我環顧四周，會注意到我週邊有個狀似怒容的物體，然後心想：『喔，難怪，原來是因為那個啊。』」

鏡像神經元過度活躍

我們都是從很小年紀就開始模仿別人。下次你看到新生兒時，對他吐舌頭，就會明白我的意思了——小嬰兒也會對著你吐舌頭。我們無意間也會以其他方式模仿別人，例如英國前首相布萊爾以「語言變色龍」著稱，他會配合聽眾改變口音。事實上，我們都有模仿別人口音的傾向，也會模仿別人的臉部表情、肢體語言和行為舉止。一些研究顯示，面對那些隱約模仿我們動作的人，我們的反應比較熱絡。這種無意識的模仿，就像一種社會黏合劑：肢體語言相似時，心態肯定也是相似的。不過，這裡要提醒一點：為了讓人喜歡你而刻意模仿對方時，可能使你分散注意力，結果可能適得其反。

儘管隱約之中有這麼多的模仿，很少人必須認真地區分發生在別人身上的事情和發生在自己身上的事情。然而，喬爾的大腦似乎很難區別兩者。為了找出原因，我拜訪了倫敦大學金匠學院的神經學家邁克・班尼西（Michael Banissy），他的辦公室離我在倫敦東南部的住家僅幾英里。他的研究團隊專門探索各種「社會知覺」（social perception）困難，與這類人士密切合作，以瞭解人與人之間的社會知覺差異。他找來幾位有鏡觸聯覺的人（包括喬爾），掃描他們的大腦。他認為他知道導致那些人有奇怪知覺的原因。

腦部掃描顯示，鏡觸聯覺者看到別人被觸摸時，他們的鏡像神經元過度活躍。大腦中可能有一種門檻，當你達到那個門檻時，才會意識到某種觸覺，但鏡觸聯覺者可能光看別人就超越了那個門檻[5]。

但是，如果我們看到別人被摸以及我們感到自己被摸時，鏡像系統是以同樣的方式活動，為什麼我們不會隨時感受到別人被摸呢？一種原因是，你看到別人被摸時，皮膚上的觸覺接受器並未受到刺激，所以它們向大腦發送的訊息說：「我沒有被摸。」這個訊號否定了鏡像神經元的一些活動。有時截肢者看到別人被摸的部位是他截肢的部位，他也會感到自己失去的部位有被摸的感覺。他們沒有從皮膚上得到任何正常的否決訊號，因為截肢部位已經沒有東西可以發送訊號了。但是，是什麼因素讓喬爾的鏡像系統如此失控呢？

為了回答這個問題，班尼西的團隊完全忽略鏡像系統，而是在大腦的其他區域尋找奇怪的活動。他們的發現相當驚人，鏡觸聯覺者在顳頂葉接合的大腦物質似乎比較少——一般認為那是幫我們區分自我和他人的區域。

班尼西說：「那就好像他們和其他人之間的界線很模糊。」為了進一步驗證這個概念，他找了八位鏡觸聯覺者來參與一項遊戲。在那項遊戲中，他們必須舉起一兩根手指，同時看著別人也這樣做。他們看到別人舉起的手指數與他們被要求舉起的手指數不同時，比較難完成任務[6]。

他說：「那就好像把別人當成自己，他們的大腦很難抑制那種想法。」

放任喬爾的大腦自行運轉的話，他的大腦似乎可以在毫無拘束下反映周遭的世界，超越了「把別人的知覺視為自己的知覺」那個門檻。

對病人有超級同理心的醫生

當晚稍後，我和喬爾再次冒著嚴寒，在自由旅館的 Clink 餐廳共進晚餐。喬爾匆匆趕到現場，稍微遲了幾分鐘。他解釋，在前來餐廳的路上，他必須努力擺脫十分鐘前他從同事身上感受到的情緒。他說那是一種最糟的情緒：刻意擺爛。

「那種情緒，那種惡意，對我來說真的很明顯。」我們在桌邊坐下時，他如此解釋，「我必須退一步，抽離當下，因為我有如鯁在喉的感覺，那感覺太鮮明了，我心想：『啊！天啊！好痛苦！』我又不希望起正面衝突。多數情況下，我的情緒變得很快，但偶爾也會遇到這種情況，感覺情緒揮之不去。我會變得煩躁不安，必須很努力才能擺脫那種情緒。」

喬爾也不喜歡別人故意在他面前隱藏情緒。「如果在虛假表面的背後，我可以看到真實的情緒，我會覺得那是欲蓋彌彰，反而會放大我感受到的情緒。」

「那在醫院裡應該經常發生吧？」

「對，有時病人會說他很好，但我知道他並不好，因為我可以感覺到一些強烈的負面情緒。例如我知道他們快哭了，因為我也快哭了。不過，大多時候這種特異功能確實對我有幫助。我不是說我和他們的感覺完全一樣，但我可以感受到他們的不適和痛苦，或者感覺到他們的害怕、困惑或心情好些了。有時很難判斷究竟是鏡觸聯覺發威，還是普通的同理心運作。」

在醫院那種環境裡，很難理解喬爾如何保持冷靜。如果一個病人感到疼痛、咳嗽和嘔吐，他會感到自己的肺也縮了起來。病人插管時，管子放入喉嚨的那一刻，他也會感覺到自己的聲帶緊繃。

他把針插入病人的脊椎時，也會感覺到針慢慢插入自己的下背部。

他不僅感受到病人的身體不適而已，也感受到病患家屬及護理人員的情緒焦慮。把注意力轉移到其他地方，是他學會調節這些多元情緒的實用技巧。

他說：「我會想辦法把注意力放在房內最冷靜的人身上，或者只盯著我的袖子看。」不過，有時在繁忙的急診室裡，他還是無法迴避聯覺：「讀醫學院時，有一次我看到某人截下來的殘肢，我也鮮明地感受到自己的手臂被切斷了。那真的很辛苦，我認為那種感覺之所以會那麼鮮明，是因為我以前從未見過那個東西。相較於我看過多次的事物，新奇的事物對我的影響似乎大很多。」

當然，這種強烈的同理心有時在診斷病人或發現根本狀況時，正好可以派上用場。喬爾認為，能夠感受到他人的身體感覺，而且對細微的動作較為敏感，使他比別人更善於觀察。「眼睛和嘴巴的細微抽動和動作，別人可能察覺不到，但我察覺得到。那可以幫我更快地做出診斷，或是更瞭解情況背後的複雜性。」

「有沒有什麼時刻你會特別利用你的超級同理心？」我問道。

「我看到病人處於特別辛苦的情況時，就會那樣做。那是多數病人渴望獲得的醫療服務——感覺到他們和照顧他們的人之間有一種聯繫。當你不得不告訴病人他們罹患末期疾病時，例如老年痴呆症，我也會善用這個能力。那種對話向來不容易，但是患者可能對自己的病情有一些瞭解，知道自己的身體有異狀，但沒有足夠的腦力真正去理解發生了什麼事，那導致那種對話變得更加困難。所以那種情況下，我會盡量去理解患者內心的感受。」

他說，那感覺有點像電腦桌面上的視窗。

「我可以選擇放大某個視窗，以專注於某種感覺，讓它變得更鮮明，但是那個視窗底下總是有許多情緒影響著我做的每件事。」

「那你可以把它完全關掉嗎？」我問道，「你可以忽視周遭其他人的情緒嗎？」

「沒辦法，總是會有一些白噪音，一些事情在背景運作。我若是相信感受到的情緒全都是我的，那就太傻了。」

我突然想到，喬爾一定看過很多人離世，我問他那些時刻的感受。

「簡單地說，」他說，「就好像我也快死了。臨終前有一個非常強大的時刻，與其說那是一種感覺的存在，不如說那是一種感覺的消失。那有點像你在一間有空調的房間，突然間空調關了，陷入一種令人不安的寂靜。」

喬爾第一次看到死亡，是在出乎意料的情況下：一個男人躺在他附近的床上，等著被送到醫院的其他地方。

喬爾的身體反映了那個人的身體感受。突然間，他感覺自己的呼吸變慢了。那種感覺和喬爾原先想像的死亡不一樣，但他的身體仍模仿那個死亡過程。「我需要開始更自主地呼吸，否則我覺得我的呼吸也會跟著停止。」

聽他這麼說，我想知道為什麼喬爾當初會被這個職業所吸引。就某些方面來說，這似乎是適才適所，但是就其他方面來說，這簡直是噩夢。

他說，他之所以有志成為醫生，是因為他曾在路易斯安那州的鄉下診所擔任叔叔的醫療助理一段時間。「我看到了行醫對社群的重要，而且我從以前就知道我想幫助別人。我思考讓我快樂、為我帶來活力和目標的一切事情，結果發現那些事情拼組出來的狀態和行醫完全相容。」

他說，他在家裡看恐怖電影和心理驚悚片，以幫他因應工作上的突發狀況。

「我知道這聽起來很奇怪，我也知道其他的鏡觸聯覺者覺得那樣做會造成心理負擔，但我把它視為個人教育的一部分。那樣做幫我更瞭解他人及管理危機。如果醫生一看到血或暴力就愣住了，那有什麼用呢？對我來說，一種經歷愈新奇、愈出乎意料時，聯覺體驗愈鮮明，所以我會盡量讓自己接觸新奇的東西。這樣一來，在現實生活中真的遇到時，就不是那麼新奇了。」

「如果你不是醫生，你也會這麼做嗎？」

「對，我想我依然會把它視為性格培養的一部分。那幾乎就像一種體驗世界、過充實生活的方法。我不想讓自己失去這種機會。」

每個人都有同理心，我們可以選擇略而不用或加以啟動

不只喬爾會對他人情感產生過度反應，每個人都有可能感染他人的痛苦，那就是所謂的「情緒感染」。我們的情緒可能像病毒那樣傳播，帶來一些真正可怕的後果。

我們發揮同理心以理解他人感受的能力，對於成功的社交互動很重要——也許正是這種同理心，讓我們在演化成社會性、合作性、道德性物種的過程中，給予我們巨大的推動力。然而，太多的同理心，也會讓你生病，尤其護士是「情緒疲乏」的高風險群。太多的同理心往往對他們的健康不利，不僅焦慮感和壓力大增，也會感到憤怒，出現攻擊性，導致整體的同理心比以前低落。

你可能以為你不會受到這種社群感染力的影響，但幾項實驗顯示事實並非如此。二〇一四年，研究人員調整臉書的演算法以操弄用戶的情緒，他們讓某些人看到較多正面的貼文；讓另一些人看到較多負面的貼文。結果顯示，貼文的性質會導致用戶變得更正面或負面[7]。對推特用戶做實驗時，也得到類似的結果。

雖然有些人天生比較善於發揮同理心，但你還是可以提升感同身受的程度。二〇一三年，荷蘭腦科學研究所的克里斯群・啟瑟斯（Christian Keysers）和同仁找了二十二名罹患精神病、缺乏同理心的男性罪犯來測試這個理論。研究人員讓那些自願參試者看一些影片並掃描他們的大腦，影片內

容分別是描述戀愛、痛苦或遭到社會排擠的人。結果顯示，相較於沒有精神病的對照組，有精神病的人腦中負責同理心的區域活動少了很多，尤其腦島的活動特別少。我們在前幾章看過，腦島對協調大腦和身體的訊號很重要。然而，啟瑟斯的研究小組要求參試者刻意對影片中的人發揮同理心時，精神病患者的腦部掃描結果與健康的對照組是一致的[8]。這顯示，每個人多多少少都有同理心，我們可以選擇略而不用或加以啟動。

那麼，我們如何在不導致情緒疲乏下發揮同理心呢？有一系列的研究顯示，我們應該把同理心轉化為慈悲心[9]。這系列研究中，有很多是德國萊比錫普朗克人類認知與大腦科學研究所（Max Planck Institute for Human Cognitive and Brain Sciences）的塔尼亞·辛格（Tania Singer）所做的。我們常交替使用「同理心」（empathy）和「慈悲心」（compassion）這兩組字眼，但它們其實意思不同。「慈悲心」是指對別人的關心。例如，一位母親向尖叫的孩子伸出手的時候。「同理心」則是設身處地為別人著想，去體會他們的情感。研究人員要求佛教僧侶抱著慈悲心打坐冥想，同時聆聽令人痛苦的聲音時（例如女人的尖叫），大腦中與同理心有關的區域（例如腦島）活動會減少。沒受過慈悲冥想訓練的人聽到女性尖叫時，腦中的疼痛網絡會活躍起來。

辛格想知道，短期的慈悲訓練能不能幫大家像僧侶那樣思考。結果，才上幾天課，一般人的大腦掃描已經變得比較像冥想的僧侶聽到別人痛苦時的反應。他們依然會同情受苦者，但不再跟著痛苦。早期的研究結果顯示，這可以促成整體幸福感的提升。

如果你想自己嘗試一下，慈悲心的訓練只需要花點時間思考對身邊的人展現溫情及關懷就行了（就像你對深愛的人常有的感覺那樣）。專注於發揮慈悲心，而不是同理心，即可避免自己陷入情緒疲乏。

鏡觸聯覺對運動也有幫助

我和喬爾共進晚餐時，他提到自己身為病人的幾次經驗。一次是他出了嚴重的車禍，車子翻覆，被送進加護病房，身上有撕裂傷，脖子上掛著護頸圈。現在他看到同齡者戴著護頸圈時，他的感覺特別鮮明，因為他很清楚那是什麼感覺。他第二次住院的經驗更戲劇化，那是二〇〇五年，他在海地與當地政府合作，為該國的偏鄉提供醫療服務。在那次旅途中，喬爾突然感到頭痛。他說：「那和偏頭痛不一樣，那個痛只發生在大腦右側。」

幸好，同行者有一位神經外科醫生。

「如果你突然感到頭疼，那意味著什麼？」喬爾隨口問他。

那位醫生開玩笑說：「哦，那通常表示你快死了。」

「我說：『喔，好，反正我遲早會死。』」

回到波士頓後，那位神經外科醫生請兩名助手為喬爾做全面檢查。他們發現有個狀似腫瘤的東西長在大腦上方，侵蝕著顱骨。他們不確定那個東西是否與大腦相連，但需要把它移除。

在手術室裡，外科醫生打開喬爾的顱骨，發現裡面有一團跳動的血管。他們把它取出，燒灼出血的部位，並以骨水泥（bone cement）修復顱骨。幸好那個腫瘤不是惡性的，喬爾從麻醉中甦醒過來後，他做的第一件事是找一個字母。他想知道手術是否影響他的聯覺。

「我尋找字母，想看字母是否還有顏色。我發現顏色還在時，真的很感恩。」

喬爾的腦瘤是否觸發了鏡觸聯覺，目前還不清楚。但是那個腫瘤靠近他的顳頂葉接合處。如果他從出生以來，就有一束異常的血管長在那裡，很可能那個大腦部位有較多的血管供應，導致那裡發育異常，因此造成他和別人之間的區隔變得模糊。

我們用餐時，喬爾告訴我，他那一週過得特別辛苦。他負責領導妥瑞症的門診，一個病人有自殘症，他會咬自己的某側臉頰，推自己的臉及磨牙。

他說：「對我來說，這是一大挑戰，那些抽搐動作都出人意料，所以我一定會感受到。我必須非常用心，以免在無意間模仿了那些抽搐動作。我必須每隔一段時間就休息，盯著電腦螢幕或地板，把自己抽離那個情境。」

幾天前，喬爾的病人不斷地以指關節按壓臉部，造成嚴重的傷口，不得不動口腔手術。那次醫療特別辛苦，因為診療間裡充滿了活動。

喬爾說：「每次那個傢伙的臉一抽搐，我就覺得有拳頭揍我的臉。我可以感覺到自己的嘴唇緊貼著牙齒，幾乎像被割了一樣。」

後來發生一個突發狀況，令他完全措手不及。「患者按壓自己的臉，大聲磨牙，我感覺到我的整張臉都在劇烈震動。那完全超出了內在感知的領域，變成非常真實的體驗。」

我想知道喬爾平常做什麼活動來擺脫這一切干擾，好好地放鬆。他說，他的運動量很大，還說鏡觸聯覺對他的運動也有幫助，這點令我相當訝異。他說：「我通常比一般人更快學會新的身體技能。」例如，他看網球教練示範發球時，他的身體也會感覺到教練的動作，所以他模仿那個動作時，自己就能判斷像不像。如果不像，又是哪裡錯了。

每天他都會盡可能去跑步。他常在跑步機上看日本漫畫，因為日本漫畫中有很多跑步的內容。「我跑步時，他們也在跑步，那就不會出現不一致的情況。在那短暫的跑步時間裡，世上的一切都顯得很合理。」

洞悉他人的感受也是一種很棒的能力

與喬爾相處久了，很難忽視「他像知己一樣瞭解你」這種奇妙的感覺。他可以隨時接話，幫你把話說完。你感到不解或煩惱時，他會馬上偵察到，但有時這種特質反而會使人際互動變得困難。

過去一年間，喬爾經歷了離婚。對任何人來說，離婚都是棘手的狀況；如果你是鏡觸聯覺者，那情況又更複雜了，因為在爭論中，喬爾也會感受到對方的情緒。當你試圖解決雙方的困難時，過於同理對方的感受，會使你很難正視自己的情緒。

他的前夫住在西雅圖，在離婚程序進入最糟的時點時，他們是透過 FaceTime 交談。喬爾說，在爭論中，把自己的臉部影像放在螢幕的角落對他有幫助。

「我覺得自己太偏向他的角度看問題時，我會看著自己的影像，回歸自己的真實感受。」

「那聽起來很複雜。」

「是啊，確實是如此。我做一件事情會影響他，那又會反過來影響我，後來會變成非常混亂的漩渦。」

我想知道，如果喬爾的個性不是那麼開朗，不是那麼願意瞭解他的奇怪大腦，他的生活會變成怎樣。他說，如果他沒有理解及管理這些經歷的智慧，他的世界很容易在他的周遭崩潰。他說：「這些經歷很容易引發焦慮，焦慮可能主宰我的世界。醫學界把這種現象解釋為思覺失調症、精神病或某種狂躁症。」

這時，我們的旁邊突然有人大笑了起來，不知道那個笑聲是不是讓喬爾跟著開心了一下。不過，我們另一邊的那對夫婦看起來很嚴肅，談得很投入——也許喬爾當下感覺到的是他們的情緒。

我和喬爾見面以前，總覺得自己好像少了某種厲害的超能力。你是否經常抱怨別人的心思很難解讀，或是希望知道別人的感受？但是說到底，我們真的想知道嗎？整天在各種不同的情緒之間切換，那應該很累吧。

喬爾說：「是啊，那可能很累人。我消耗的能量愈多時，就愈難掌控別人的情緒。但是洞悉他人的感受也是一種很棒的能力。我感到心煩意亂時，可以反思一下並自問：「這種煩躁的情緒是源於我自己嗎？還是反映他人的感受？」如果是後者，我可以抽離那種情緒，把它合理化並消除，然後去處理引起對方煩躁的問題。」

他說，這就好像學習衝浪一樣，「你的內在有一個情緒生態系統不斷地變化，如果你能瞭解它的變化並接受它，就可以順勢而為，樂在其中。一波大浪襲來時，無論是負面的或正面的，你都可以乘浪而起。」

「你曾經因為你看到某人很快樂，想要感染那種情緒，而跟那個人經常在一起嗎？」我問道。

他笑著說：「有啊，那當然！我會刻意對別人微笑，促使他們微笑回應，以便從他們的身上獲得正能量。」

「正能量？像是某種激勵，讓你感覺比獨自一人更好？」

「對，沒錯。我喜歡看到別人相互擁抱，那感覺很溫馨，令人放心。我很重感情，充滿親和力，這主要是因為我真心希望大家感覺良好，但你也知道，別人沒有負面情緒時比較好，因為我也不會感染到負面情緒。別人有正面情緒時，我可以跟著分享一些。那樣講聽起來既無私又自私——我想，我其實是一個無私又自私的人吧！」

那頓晚餐快結束時，喬爾指著我頭頂上的那幅畫。畫中充滿了毫無意義的黑色、棕色、白色漩渦。但他說，在他眼中，那幅畫看起來完全不同，因為那些漩渦很像字母和數字，會帶著其他的顏色。我問他，他從餐廳裡還感受到什麼。我本來以為他會談那些坐我們附近的人，但他馬上說，他可以感覺到一隻手放在他脖子的後面——那是我的手，正撥開我的頭髮。我露出微笑，迅速把手放在大腿上。他說，他可以感覺到我剛剛咬嘴唇的地方有被咬過的感覺。「現在我可以感覺到妳剛觸碰臉頰的地方被摸了一下，接著是感覺到妳的嘴角稍稍緊繃，然後是感覺到妳瞇著眼睛，還有——」

「停！」

突然間，我對自己兩秒前毫無意識下做的每個動作都變得非常敏感。在那一刻，我頓時明白，喬爾的生活對感官是多大的衝擊。

他平靜地說：「這就是我通常不跟大家談起這件事的原因，那會讓他們感到尷尬。」

「是啊，當我知道你可以感受到我的每個感覺時，我很難集中注意力。」

我們陷入片刻的沉默。

「你覺得你的感受和別人的感受有多近似？」我問道。

「有時我覺得很精準，那時通常會給人一種神祕的感覺。」他笑著說：「我內心深處的那個科學家對這句話很不滿。但大多時候，我只是對別人的感覺產生不完美的感知——我無法像科幻小說那樣跳進妳的身體。如果我以為我能完全感受到妳的痛苦和情緒，彷彿那就是我的一樣，那對妳來說幾乎是個汙辱。對我來說，說我完全知道妳的感受有點失禮，也是一種冒犯。」

我突然想到，他可能是在刻意輕描淡寫他的能力，好讓我不要那麼在意。或許他不想透露我們的感受有多麼契合。我靜靜地坐著，咬著嘴唇，又立刻希望我沒做剛剛的動作，接著又立刻希望我剛剛沒想過不要咬嘴唇，因為我一想就皺眉。接著，我又把頭髮撥到一邊。我清楚意識到我的一舉一動。突然間，我覺得想打呵欠。我從倫敦來到波士頓，中間在德州和鳳凰城工作了一週，切換時區及四處奔波讓我有時差又疲累。但是我抑制住呵欠時，也意識到那樣做可能沒什麼意義，畢竟喬爾可以感受到我的感覺，或許他早就知道我累了，或許他知道我正努力抑制呵欠，或許他以為我覺得很無聊。我該如何以臉部表情顯示，我真的深受我們的對話所吸引，只是舟車勞頓太累了？我迷失在自我分析的迷宮中，完全沒聽到喬爾剛剛說的話。

而且，假裝我沒漏聽也無濟於事。

※

我們一起享用餐後點心時，我和喬爾談到多年前拉馬錢德蘭告訴我的一件事。拉馬錢德蘭說，兩個人之間的唯一區別只是一層皮膚，知道這點讓人感到謙卑。

「鏡像神經元讓每個人都很類似，」拉馬錢德蘭說：「不管做動作的人是你、還是我，鏡像神經元的運作方式都一樣。你移除我的皮膚時，我會溶入你的身體。」

雖然喬爾對這點的體會可能特別極端，但他就像我撰寫這本書時所見到的許多奇人一樣，那並非他的大腦獨有的特徵，而是每個人都有那個能力，只不過他的例子特別極端罷了。

喬爾也認同這個說法。他說：「其他人的體驗總是在我的周遭不斷地嗡嗡作響，我對那些感覺可能比其他人敏銳，但其實每個人都會受到影響。」

這是一個令人愉悅的概念，隨時謹記在心，對我們都有助益。我們的大腦不是孤立存在的。在本書前面，我們發現大腦的運作有賴身體，但它的影響範圍不止於此，而是更廣。它超越了顱骨，進入周遭其他人的身體，讓我們得以相互聯繫，產生共鳴。我們對某人微笑時，會在對方的腦中留下小小的印記。而對方運動皮質的深處，他的大腦也正微笑回應。

Conclusion

結語：沒有什麼是不可思議的

我們應該好好享受大腦創造的生命——尤其是那些「不正常」的生命。本書介紹的人物都非比尋常，但我希望讀者對他們的人性感到驚奇，而不是對他們的古怪感到驚奇；我希望讀者因為我們和他們之間的共同點、而非相異處而感到訝異。他們讓我瞭解到，每個人都有一個非凡的大腦。

仲春某日的清晨，挪威的南部海岸瀰漫著海鹽和松樹的迷人香氣。主要公路蜿蜒在鋸齒狀的峽灣之間，公路兩旁栽滿了綠色和橙色的樹木，偶爾你可以從樹縫中瞥見冰藍色的大海。

從龐大的奧斯陸大都會往挪威的最南端驅車四小時，即可抵達美麗的濱海小城阿倫達爾

（Arendal）。那座小城可以眺望許多小島，一般認為那裡有全球最美的海上航線。城中隨處可見搖搖晃晃的木屋、鋪石街道、色彩繽紛的酒吧。

但我遠從七百英里外來到這裡，不是為了觀光，而是來造訪一家小型辦公用品公司：Østereng & Benestad。

驚跳的法國佬

一個月前，我正在整理筆記，把它們裝箱，以便放進閣樓。這時，那份充滿皺摺的「驚嚇反射煩亂症」（Jumping Frenchmen of Maine，直譯是「緬因州的驚跳法國佬」）論文掉了出來，那也是促成我寫這本書的靈感來源[1]。我盤腿坐在書房的地板上，回想那個故事。

那是一八七八年，比爾德走訪緬因州北部的穆斯黑德湖（Moosehead Lake）。他聽說有一種怪病折磨著那一帶的一些工人。當地人還為他們取了一個有趣的名字：驚跳的法國佬。他們是法裔加拿大人的後裔，整個冬天都從事伐木工作，與文明完全隔絕。比爾德第一次造訪他們時，應該是正值夏季，因為他在下榻的旅館中第一次遇到兩位驚跳的法國佬。

其中一人答應讓比爾德在他身上做一些實驗。那個年輕人坐在椅子上，開始拿刀子切菸草。比爾德突然拍了一下他的肩膀，叫他「扔出去」。那人馬上跳了起來，把刀子扔出去。由於力道過猛，刀子卡在對面的橫梁上。後來，比爾德站在另一名員工的旁邊，對他大喊：「攻擊」。那個人立即毫不猶豫地甩了同事一記耳光。只要輕輕踢一下他的小腿，或是突然對他拍肩，他就會跳起來大叫。他知道有人在研究他，但是只要聽到輕微的敲擊聲或拍打聲，他就會忍不住發作。

後來，比爾德觀察另一位年僅十六歲的「驚跳者」。旅館裡的人為了幫比爾德做實驗，經常戲弄那個青年，以至於他一直處於緊繃狀態。他站在另一位驚跳者的旁邊時，如果有陌生人大喊：「攻擊！」，他們兩人都會馬上跳起來發動攻擊，互甩對方一個巴掌。比爾德說，那些動作可不是「溫和或禮貌的輕輕碰觸」，而是「又痛又響的甩巴掌」。

比爾德來到穆斯黑德湖的那段期間，遇到許多驚跳者。其中一人擔任服務生，每次有人突然大喊：「放下」時，他就會鬆開手上的任何東西。有一次，他手上捧的那盤烤豆因此倒在一位客人的頭上[2]。

※

所以，比爾德的結論是什麼？他說，那些人正值青壯年，身強體壯，因從事勞力工作，所以健康狀況特別良好。他不覺得那是一種病，而是後天習得的痛苦，源自於不斷強化某種自然的驚嚇反應。

每個人都會受到驚嚇，那是我們對突如其來的噪音及動作所產生的防禦反應，有時甚至可以挽救生命。那是「戰或逃」反應的一部分，一種不受意識控制的自動反應。那種反應提高了心率，使我們注意到潛在的危險，並刺激荷爾蒙的分泌，為隨後的行動提供能量。不過，反應程度因人而異。例如，我先生會對電視上播放的一些東西感到震驚，但我卻沒什麼反應。患有創傷後壓力症候群的人可能會有過度活躍的驚嚇反應，因為他們容易把強大的情感記憶與突然的噪音聯想在一起。這導致他們的大腦經常處於高度警戒狀態，降低了未來反應的門檻。周遭環境也可以改變反應的程度。例如，在捉迷藏中，朋友跳出來嚇你，那不像陌生人在暗巷中跳出來攻擊你那麼嚇人。比爾德研究的驚跳者似乎是因為他們本來的驚嚇反應就很大，而成了大家戲弄的對象。親友和同事對他們的經常戲弄，又使他們的驚嚇程度加劇。而且，在與世隔絕的工作環境中，他們的驚嚇反應也是一種主要的娛樂形式，所以同事更有動機經常戲弄他們。他們從驚跳中獲得的關注幾乎都是正向的：大家因此發笑——那種反應在任何情境中都會強化行為。

最後一個見到驚跳者的人

我坐在書房裡，再次納悶這些人後來怎麼了，不知道這種驚跳現象是否仍存在。為了更瞭解實際狀況，我安排了一次採訪，採訪的對象是波士頓大學醫學院的神經學副教授瑪麗—海倫娜．聖希萊爾（Marie-Helene Saint-Hilaire）。我跟她解釋，他們的故事促使我寫下這本書，我也覺得她可能是最後一個見到驚跳者的人[3]。

她說：「那很有趣，對吧？至於他們為什麼會有那種症狀，我猜那跟症狀的名稱有關。」

一九八〇年代，聖希萊爾在蒙特婁的醫學院求學。某天，她的神經學教授問她：既然她是在魁北克長大，那裡很靠近緬因州，她有沒有見過驚跳的法國佬？

她說：「我從未見過他描述的那種人。但是當時我正要輪調到其他的地方實習，必須前往不同的地方，我決定回到家鄉，問我爺爺有沒有認識驚跳者。」

祖父告訴她：「當然有啊，住在這條路尾的那個傢伙就是驚跳者。讓他跳起來很有趣，小時候我們常戲弄他。」

聖希萊爾和她的父親（也是神經學家）決定去找那位驚跳者談談，並錄下他們的互動。聖希萊爾說：「我們詢問他其他驚跳者的事情，他提到另兩位男性也是驚跳者，他的姊妹也是。」

那些驚跳者要不是伐木工，就是從事與伐木工有關的工作。那些人告訴聖希萊爾，他們夏天在農場或旅館裡工作，冬天到森林裡伐木，一待就是半年。在伐木季剛開始時，他們都會先找出誰是驚跳者，之後會盡量找機會驚嚇他。

聖希萊爾的父親詢問驚跳者的病史，並對他們進行神經檢查時，聖希萊爾錄下了那段過程。他們父女倆後來合寫了一篇有關驚跳者的論文，我聯絡上刊登那篇論文的期刊。沒想到近四十年後的今天，他們的檔案櫃裡依然保留了當時的錄影。他們答應寄一份副本給我。那段影片一開始出現一位七十七歲的老人，他曾是伐木工人。影片中，他坐在覆蓋著厚實豹紋毯子的懶骨頭上，周邊都是他婚禮當天的照片。聖希萊爾的父親坐在一旁的凳子上，詢問他在森林裡的生活。突然間，他大聲一吼，往老人的方向撲了過去，戳他的腿和軀幹。老人驚呼：「哇！」他的雙腿頓時騰空而起，兩隻手不斷地揮舞。他們兩人都笑了，攝影鏡頭後面也傳來咯咯的笑聲。

「我錄影時，我父親讓他們跳了起來，那很有趣。」聖希萊爾說：「他們回憶年輕時的誇張反應，不過隨著年齡的增長，那種反應也減弱了。我們認為那是因為他們不再經常受到驚嚇。他們年紀大了以後，遠離了當初強化那些反應的環境，所以後來的反應依然誇張，但不像以前那麼明顯。」

他們受到驚嚇後，也不再依循指令或執行別人的要求，但他們大多仍有防禦性的反應。

「有一次，我父親對著一位年長的女士大喊：『跳舞！』她沒有跳舞，但她確實出手想要打他。」

「妳訪問過的驚跳者還在世嗎？」我問道。

「他們都過世了。」她說，「我想，那種驚跳症也隨著他們的離世而消失。我們研究完後，沒多久，森林裡的生活方式就變了。伐木業採用更多的機器和技術，不再那麼孤立，也不再需要那種娛樂。」

於是，故事就這樣結束了。我收拾好資料，把它們放進最後一個箱子裡封起來，心想我這趟探索之旅終於結束了。

這些非凡人物的精彩故事

一年後

那天早上，我盯著螢幕看了那段影片第三次。那是朋友寄給我的 YouTube 影片。

「這是不是很像妳說的那種驚跳法國佬？」她說。

那段影片的標題是「世上最容易受驚的人？」[4]。那段影片是節錄自挪威的一個電視節目，該節目報導了巴斯·安徒生（Basse Andersen）和紙業公司 Østereng & Benestad 同事的滑稽行徑。

巴斯是個中年人，頂著一頭灰髮，有北歐人那種充滿稜角的下巴，戴著黑框眼鏡，笑容滿面。在那段影片中（目前觀看次數已逾三百萬次），巴斯的同事請他去倉庫拿一個箱子。他不知道那個箱子其實只是一個蓋子，底下有一個更大的箱子，裡面躲著一個人。巴斯抬起那個箱子時，發現躲在裡面的人。他尖叫了起來，往後踉蹌幾步，跌倒在地。記者訪問巴斯的同事，他們說巴斯喜歡成為眾人關注的焦點，他覺得很好玩。記者問巴斯同樣的問題時，一個鬆軟的玩具正好落在他的桌上，巴斯突然跳起來，而且跳得很高，在落地前的一瞬間，他幾乎是完全騰在半空中。其他的影片也顯示同事戲弄巴斯的情況，例如把紙團扔到他的桌上、趁他不注意時輕拍他的後背，甚至在他的椅子上黏上派對用的吹笛，他沒注意坐下去時，就會發出聲響。每次他受到驚嚇，都會尖叫、跳起來，有時還會出拳。

巴斯的某些特質確實符合驚跳法國佬的狀況。他也是朋友的娛樂來源，朋友發現他受驚會跳起來後，開始增加驚嚇他的頻率，他們的笑聲似乎強化了他的行為。

我立刻聯絡上巴斯。我解釋，我覺得他可能是現代的驚嚇法國佬，希望有機會能見面訪問他。這就是我來到阿倫達爾的原因。

我抵達巴斯的辦公室時，已是下班時間，多數人都已經下班了。我們面對面坐在一間小辦公室裡，從地板到天花板都是玻璃牆。巴斯告訴我那一切是怎麼開始的。

「就是從那次錄下箱子惡作劇開始的。大家發現我那麼容易受驚後，開始一而再、再而三地捉弄我。現在這種情況每天都會發生。」

他指著他的桌子。那張桌子靠近前門，周圍圍著很高的隔板。「我工作時，必須很努力地集中注意力，所以他們很容易從我背後偷偷襲來，使我驚跳起來。他們常那樣做。」

他講這些故事時，臉上掛著燦爛的笑容。他回想自己最常被驚嚇的那段時間，自己也不禁大笑起來。

「最糟的一次是在阿姆斯特丹，我去了一個地牢。他們會帶你去參觀地牢，然後故意嚇你。我在裡面太常受驚，後來開始嘔吐，不得不被抬出去。」

他又笑了起來，搖了搖頭。「受到驚嚇時，其實很辛苦，那會使我發抖，但我也瞭解其中的幽默。大多時候，我只會對自己說：『你真是白痴！』」

我問他，家人是否也有過度活躍的驚嚇反應。他說：「沒有，我有一個哥哥和兩個妹妹，他們都不是這樣。」

「你覺得同事瞭解這種情況後，情況反而變得更糟嗎？」我問道。

「那當然！」巴斯說，「那絕對導致情況更加惡化。現在我永遠處於高度警戒狀態，等著下次他們故技重施。我可以理解他們為什麼會那樣做，因為很好玩。我通常不會介意，但偶爾我真的很忙的時候，我會請他們高抬貴手，放我一馬。」他停頓了一下。「事實上，我現在甚至不需要別人的驚嚇，就會自己驚跳起來。」

「這是怎麼回事？」

「我常自己跳起來。」他指著自己的衣領說，「有時從眼角瞥見自己的衣領，也會讓我尖叫、跳起來。」

巴斯容易受驚的消息已傳遍全城。現在，每次他去公共場所時，就有人驚嚇他。他說：「每個人都認識我，我處處受驚。我去店裡買東西時，他們會嚇我。有時我乾脆對我妻子說：『還是由妳去購物吧，我受不了了！』」

巴斯去餐廳用餐時，也不得不選邊角的位置。「這樣一來，就不會有服務員拍我肩膀了。」

「即使你已經預料到這種事情會發生，你還是會被嚇到嗎？」我說。「例如，我突然把兩隻手臂舉起來呢？」我暫停了一下，接著做那個動作。

「啊啊啊！」巴斯突然整個人跳起來，雙腳蹬地而起，椅子往後倒向玻璃牆。他揮舞著雙臂，同時大聲尖叫。我以為我已經給他足夠的時間，讓他預料到我那突如其來的動作，但我隔著襯衫都可以看到他喘著氣，心臟撲通撲通地飛跳。剎那間，他看起來就像那個坐在懶人椅上的老伐木工。不久，他又忍不住大笑起來：「天啊，我還以為我跟妳在一起很安全！」

※

我準備離開巴斯的辦公室時，問他是否同意我在書中使用他的全名，還是希望我以匿名方式呈現。

他說：「你可以用我的名字，不過巴斯只是我的暱稱。」

「是哦？」

「我的本名是漢斯・克里斯汀（Hans Christian）。」

我嚇了一跳，「所以你的全名是漢斯・克里斯汀・安徒生（Hans Christian Andersen）？」

「是啊，」他又笑了，「我有點像安徒生的童話。」

這一切感覺出奇地貼切。

安徒生以講述非凡人物的精彩故事聞名，他們的行為讓我們瞭解到一些與自己息息相關的重要事物。這對我這一年來努力探究的事情來說，可說是完美的比喻。

大腦能夠創造出難以想像的遼闊世界

有些科學家認為，鎖定單一人士及其生活經歷的研究太過主觀了，無法讓我們學到跟大腦有關的知識。我不認同這種看法。沒錯，科學以解釋生活中可被衡量及測試的部分而自豪。客觀確實是科學的骨幹，理當如此。但我認為主觀是科學的血肉。每則主觀的資訊都是必要的，但是光有那些資訊還不夠。亞歷山大・魯利亞（Alexander Luria）稱這種個案描述為「浪漫科學」，我想在此借用這種說法。讓我們為大腦的研究注入更多的浪漫吧——那可能是我們瞭解大腦功能全貌的唯一方法。

我希望你從這本書的故事中，學到一些關於「你的」大腦的知識。當我說「你的」大腦時，我是真的指你，因為我們常認為大腦是獨立在我們自己之外，那是錯誤的想法。清晨醒來，我們感覺到自己對孩子充滿了愛，為極其困難的問題尋找答案——這些造就我們的東西——都只是在腦中穿梭的活動。我們所有的價值觀、情感、思想，並不像笛卡爾說的那樣，飄浮在無形之中，而是植根於生物學。儘管我成年以來一直和神經學家合作，直到現在我才充分瞭解這點。我親眼看過大腦活動錯位導致一個人的生活變得多奇特以後，才真正瞭解到我和我的大腦並不是兩個不同的東西。我們就是我們的大腦。

為什麼大腦如此瞭解自己，目前我們還沒有充分的解釋。我們常吃完一頓飯，卻沒有真正品嘗那味道；下班回到家，途中完全沒考慮過方向；甚至可能過完一整天，卻沒真正思考過自己做了什麼。為什麼大腦無法在沒有「我」記住事情下，自己完成進食、戰鬥、生育等事情呢？即使有解析度愈來愈高的掃描器、基因操作、先進的醫療技術，我們在不久的將來也無法回答那個問題。我們因為無法理解自己的心智，才會對心智產生那麼多的疑惑，進而提出質疑。回到克萊夫帶給我的第一個啟示，教授告訴我：「如果大腦簡單到我們能夠理解它，我們可能笨到無法理解。」

我們應該好好享受大腦創造的生命——尤其是那些「不正常」的生命。本書介紹的人物都非比尋常，但我希望讀者對他們的人性感到驚奇，而不是對他們的古怪感到驚奇；我希望讀者因為我們和他們之間的共同點、而非相異處而感到訝異。他們讓我瞭解到，每個人都有一個非凡的大腦。我們的記憶可能不如鮑伯，但我們都可以回想過去，為大腦增添數百萬個特別的時刻。我們可能聽不到不存在的音樂，也看不到五彩繽紛的光暈飄浮在空中，但我們確實會產生幻覺——我們的整個現實都有賴幻覺的存在。我們可能永遠也無法像喬爾那樣敏銳地感受到他人的痛苦，但鏡像神經元確實讓我們有感同身受的能力。

神經工程學賦予每個人一套特別的能力，讓我們可以感受到深刻的愛，讓別人發笑，並創造出獨一無二、不可預知的人生。它使我們有能力記住無盡的知識，創造未曾想過的點子，並在有生之年找到答案。我們的大腦充滿了神祕，它能夠創造出難以想像的遼闊世界，卻尚未揭露那範圍有多遼闊。我想，當它揭露出來時，那會是最浪漫的故事。

謝辭

首先，我要感謝鮑伯、雪倫、魯本、湯米、希羅、希維亞、馬塔、露薏絲、葛蘭、喬爾、巴斯以及他們的家人和朋友。謝謝他們大方地歡迎我踏進他們的家門、工作和生活中，讓我講述他們那些非比尋常的故事。我由衷地感謝你們。

我也要向所有的科學家表達最誠摯的感謝，他們撥冗與我談論他們的研究，並確保我在書中正確地描述他們的研究內容。

接下來，我要感謝我的編輯群：喬治雅、凱特、丹尼斯。感謝你們無盡的耐心、指導和驚人的洞察力。與你們共事一直是我的榮幸。同樣的，我也要感謝凱特、潔西卡、蒂芙尼、邁克。他們的編輯建議在許多場合上讓我受益良多，我也非常珍惜他們的友誼。

感謝我的經紀人馬克斯。我很高興能成為布魯克曼「家族」的一員，感謝你邀請我加入。

我也要感謝《新科學人》雜誌的每個人，他們幫我成長，變成一位記者和編輯。沒有你們，這本書就不會存在。這裡要特別提到傑若米：謝謝你多年前冒險錄用我，即使你當初覺得我——什麼來著？——「完全不適合這份工作！」

這裡也必須提到我的其他朋友，他們樂於以不帶偏見的態度，隨時聆聽我的想法，請我喝一杯，尤其是艾蜜利、費特瑪、莎拉。

很遺憾奧利弗·薩克斯已經離世，但我想在此表達我對他的無限敬意和喜愛。他的作品激勵了我一輩子。我只和他當面談過一次，但那當然是我這輩子遇過最美妙的談話。

最後，我要感謝家人，尤其是我的父親和姊妹們。他們的持續支持與關愛，讓我得以展開這場冒險之旅，我很愛你們。我把這本書獻給了母親——我想她會喜歡的——但這裡頭也包含你們每個人的一部分。

最後，我要感謝艾利克斯。謝謝你給我恆久的愛，以及無盡的耐心和鼓勵，尤其是過去兩年間。我會永遠感謝那個促成我們在一起的魚柳三明治。

附註與資料來源

前言

1. The Edwin Smith Surgical Papyrus, Case 1 (1, 1-12). 紐約大都會藝術博物館的James P Allen翻譯。
2. Clarke, E., and O'Malley, C.D., 'The Human Brain and Spinal Cord', *American Journal of Medical Sciences*, 17, 1968, pp. 467-469.
3. Caron, L., 'Thomas Willis, the Restoration and the First Works of Neurology', Medical History, 59(4), 2015, pp. 525-553.
4. 古希臘和羅馬的醫生認為，有四種體液流經大腦和身體。那四種體液分別是黑膽液、黃膽液、血液、黏液。希波克拉底（Hippocrates）指出，任何體液過剩或太少都會導致身體不適——這種醫學觀點在歐洲的醫學界流傳了數百年。
5. Jay, *Mike, This Way Madness Lies: The Asylum and Beyond*, Thames & Hudson, 2016.
6. Sacks, Oliver, *The Man Who Mistook His Wife for a Hat*, Touchstone, 1985.

第一章　鮑伯

1. Corkin, Suzanne, Permanent Present Tense: *The Man with No Memory, and What He Taught the World*, Penguin, 2013.
2. Milner, B., et al., 'Further Analysis of the Hippocampal Amnesic Syndrome: 14-Year Follow-Up Study of H.M', *Neuropsychologia*, 6, 1968, pp. 215-234.
3. 節錄自科金描述她與莫萊森相處的時光：'Henry Molaison: The incredible story of the man with no memory', *The Telegraph*, 10 May 2013.

4. Buñuel, Luis, *My Last Breath*, Vintage Digital, 2011, pp. 121.
5. If you'd like to find out more about Solomon Shereshevsky and his fascinating memory, see: Luria, Alexander, *The Mind of a Mnemonist: A Little Book About a Vast Memory*, Harvard University Press, 1987.
6. Parker, E. S., et al., 'A Case of Unusual Autobiographical Remembering', *Neurocase*, 12, 2006, pp. 35–49.
7. Foer, Joshua, *Moonwalking With Einstein*, Penguin Books, 2011.
8. Maguire, E., 'Routes to Remembering: The Brains Behind Superior Memory', *Nature Neuroscience*, 6(1), 2002, pp. 90–5.
9. McGaugh, J. L., et al., 'A Case of Unusual Autobiographical Remembering', Neurocase, 12, 2006, pp. 35–49.
10. Penfield, W., and Perot, P., 'The Brain's Record of Auditory and Visual Experience: A Final Summary and Discussion', *Brain*, 86(4), 1963, pp. 595-696.
11. 關於記憶的精彩描述，請見Clare Wilson的專題報導：'What Does a Memory in My Brain Look Like?', *New Scientist*, Issue 3049, 28 November 2015.
12. James, William, *Text-book of Psychology*, Macmillan, 1892.
13. Akers, K. G., et al., 'Hippocampal Neurogenesis Regulates Forgetting During Adulthood and Infancy', *Science*, 344(6184), 2014, pp. 598–602.
14. Elizabeth Loftus在《*Implicit Memory and Metacognition*》中描述了克里斯的故事，ed. Lynne Reder, Psychology Press, 1996.
15. 荷蘭學院和黃金騎士隊的相關資訊，可在此取得：www.cbsnews.com/news/a-60-minutes-storyyou-will-never-forget.
16. LePort, A. K., et al., 'Highly Superior Autobiographical Memory: Quality and Quantity of Retention Over Time', *Frontiers in Psychology*, 6, 2016, p. 2017.

第二章　雪倫

1. Iaria, G., et al., 'Developmental Topographical Disorientation: Case One', *Neuropsychologia*, 47(1), 2009, pp. 30–40.
2. 同前。

3. Maguire, E. A., et al., 'Navigation-Related Structural Change in the Hippocampi of Taxi Drivers', *PNAS*, 97(8), 2000, pp. 4398–403.
4. Woollett, K., and Maguire, E. A., 'Acquiring "the Knowledge" of London's Layout Drives Structural Brain Changes', *Current Biology*, 21(24), 2011, pp. 2109–114.
5. O'Keefe, J., 'A Review of the Hippocampal Place Cells', *Progress in Neurobiology*, 13(4), 1979, pp. 419–39.
6. Hafting, T., et al., 'Microstructure of a Spatial Map in the Entorhinal Cortex', *Nature*, 436, 2005, pp. 801–6.
7. 'Geraldine Largay's Wrong Turn: Death On The Appalachian Trail', *New York Times*, 26 May 2016.
8. 'Use Or Lose Our Navigational Skills', *Nature*, March 31, 2016.
9. Woollett, K., et al., 'Talent in the Taxi: A Model System for Exploring Expertise', *Philosophical Transactions of the Royal Society* B, 364, 2009, pp. 1407–16.
10. 雪倫說，她最近遇到兩位有發展性地形定向障礙的人，他們也是靠轉動身體來恢復腦中地圖。那兩人都是聽到她在播客上描述這種症狀後，主動聯繫她的。其中一人跟她一樣，在童年發現這種旋轉技巧，並使用至今。
11. Barclay, S. F., et al., 'Familial Aggregation in Developmental Topographical Disorientation (DTD)', *Cognitive Neuropsychology*, 6, 2016, pp. 1–10.

第三章　魯本

1. Haraldsson, Eriendur, and Gissurarson, Loftur, *Indridi Indridason: The Icelandic Physical Medium*, White Crow Productions, 2015.
2. Gissurarson, L. R., and Gunnarsson, A., 'An Experiment with the Alleged Human Aura', *Journal of the American Society for Psychical Research*, 91, 1997, pp. 33–49.
3. 薩可斯的論文翻譯出現在下面的論文中：Jewanski, J., et al., 'A Colourful Albino: The First Documented Case of Synaesthesia, by Georg Tobias Ludwig Sachs in 1812', *Journal of the History of the Neurosciences*, 18(3), 2009, pp. 293–303.
4. Nabokov, Vladimir, *Speak, Memory: An Autobiography* Revisited, Penguin Modern Classics, 2012, pp. 23-25
5. Bor, D., et al., 'Adults Can Be Trained to Acquire Synesthetic Experiences', *Nature Scientific Reports*, 4, 2014, p. 7089.

6. Ramachandran explores this subject in greater depth in: Ramachandran, V. S., *The Tell-Tale Brain: Unlocking the Mystery of Human Nature*, Cornerstone Digital, 2012.
7. Atkinson, J., et al., 'Synesthesia for Manual Alphabet Letters and Numeral Signs in Second-Language Users of Signed Languages', *Neurocase*, 22(4), 2016, pp. 379–86.
8. Chun, C. A., and Hupe, J.-M., 'Mirror-Touch and Ticker Tape Experiences in Synesthesia', *Frontiers in Psychology*, 4, 2013, p. 776.
9. Nielsen, J., et al., 'Synaesthesia and Sexuality: The Influence of Synaesthetic Perceptions on Sexual Experience', *Frontiers in Psychology*, 4, 2013, p. 751.
10. Kayser, D. N., et al., 'Red and Romantic Behavior in Men Viewing Women', *European Journal of Social Psychology*, 40(6), 2010, pp. 901–8.
11. Attrill, M. J., et al., 'Red Shirt Colour is Associated with Long-Term Team Success in English Football', *Journal of Sports Sciences*, 26(6), 2008, pp. 577–82.
12. Hill, R. A., and Barton, R. A., 'Red Enhances Human Performance in Contests', *Nature*, 435, 2005, p. 293.
13. 在下面的文章中，我更深入談到吸引力的演化原則：'Darwinian Dating: Baby, I'm Your Natural Selection', *New Scientist*, Issue 2799, 12 February 2011.
14. 這方面我非常依賴Adam Rogers的精彩解釋：'The Science of Why No One Agrees on the Color of This Dress', *Wired*, 26 February 2015.
15. Milán, E. G., et al., 'Auras in Mysticism and Synaesthesia: A Comparison', *Consciousness and Cognition*, 21, 2011, pp. 258–68.
16. Ramachandran, V. S., and Hubbard, E. M., 'Psychophysical Investigations into the Neural Basis of Synaesthesia', *Proceedings of the Royal Society* B, 268, 2001, pp. 979–83.

第四章　湯米

1. Burns, J. M, and Swerdlow, R. H., 'Right Orbitofrontal Tumor with Pedophilia Symptom and Constructional Apraxia Sign',

Archives of Neurology*, 60, 2003, pp. 437–40.

2. 這些研究的相關細節請見：Segal, Nancy, *Born Together – Reared Apart: The Landmark Minnesota Twin Study*, Harvard University Press, 2012.
3. Segal, N., et al., 'Unrelated Look-Alikes: Replicated Study of Personality Similarity and Qualitative Findings on Social Relatedness', *Personality and Individual Differences*, 55(2), 2013, pp. 169–74.
4. Gatz, M., et al, 'Importance of Shared Genes and Shared Environments for Symptoms of Depression in Older Adults', *Journal of Abnormal Psychology*, 101(4), 1992, pp. 701–8.
5. Kosslyn, Stephen, and Miller, G. Wayne, *Top Brain, Bottom Brain: Surprising Insights into How You Think*, Simon & Schuster, 2013.
6. 湯米的一些作品已在網上發表：www.tommymchugh.co.uk.
7. 弗拉赫提探索了她自己和其他人想要寫作的強烈欲望：Flaherty, Alice, *The Midnight Disease: The Drive to Write, Writer's Block, and the Creative Brain*, Mariner Books, 2005.
8. Woollacott, I. O., et al., 'Compulsive Versifying After Treatment of Transient Epileptic Amnesia', *Neurocase*, 21(5), 2015, pp. 548–53.
9. Wooley, A. W., et al., 'Using Brain-Based Measures to Compose Teams: How Individual Capabilities and Team Collaboration Strategies Jointly Shape Performance', *Social Neuroscience*, 2(2), 2007, pp. 96–105.

第五章　希維亞

1. Jardri, Renaud, et al., eds., *The Neuroscience of Hallucinations*, Springer, 2013.
2. Sacks, Oliver, *Hallucinations*, Picador, 2012.
3. 本章的部分內容改編自我撰寫的一篇專題報導：'Making Things Up', *New Scientist*, Issue 3098, 5 November 2016.
4. Ffytche, D. H., et al., 'The Anatomy of Conscious Vision: An fMRI Study of Visual Hallucinations', *Nature Neuroscience*, 1(8), 1998, pp. 738–42.

5. Charles Bonnet, 1760, as quoted by Oliver Sacks, TED talk: What Hallucination Reveals About Our Minds, 2009..
6. Rosenhan, D. L., 'On Being Sane in Insane Places', *Science*, 179, 1973, pp. 250–8.
7. McGrath, J. J., et al., 'Psychotic Experiences in the General Population', *JAMA Psychiatry*, 72(2), 2015, pp. 697–705.
8. Wackermann, J., et al., 'Ganzfeld-Induced Hallucinatory Experience, Its Phenomenology and Cerebral Electrophysiology', *Cortex*, 44, 2008, pp. 1364–78.
9. Frith, Chris, *Making Up the Mind: How the Brain Creates Our Mental World*, Wiley-Blackwell, 2007, p. 111
10. Kumar, S., et al., 'A Brain Basis for Musical Hallucinations', *Cortex*, 52(100), 2014, pp. 86–97.
11. Daniel, C., and Mason, O. J., 'Predicting Psychotic-Like Experiences During Sensory Deprivation', *BioMed Research International*, 2015, 439379.

第六章　馬塔

1. Woodwood, Ian, *The Werewolf Delusion*, Paddington Press, 1979, pp. 48.
2. As recounted by Russell Hope Robbins in *The Encyclopaedia of Witchcraft and Demonology*, Springer Books, 1967, pp. 234.
3. Moselgy, H. F., 'Lycanthropy, Mythology and Medicine', *Irish Journal of Psychological Medicine*, 11(4), 1994, pp. 168–70.
4. Keck, P. E., et al., 'Lycanthropy: Alive and Well in the Twentieth Century', *Psychological Medicine*, 18(1), 1988, pp. 113–20.
5. Toyoshima, M., et al., 'Analysis of Induced Pluripotent Stem Cells Carrying 22q11.2 Deletion', *Translational Psychiatry*, 6, 2016, e934.
6. Frith, C. D., et al., 'Abnormalities in the Awareness and Control of Action', *Philosophical Transactions of the Royal Society* B, 355, 2000, pp. 1771–88.
7. Lemaitre, A.-L., et al., 'Individuals with Pronounced Schizotypal Traits Are Particularly Successful in Tickling Themselves', *Consciousness and Cognition*, 41, 2016, pp. 64–71.
8. Large, M., et al., 'Homicide Due to Mental Disorder in England and Wales Over 50 Years', *British Journal of Psychiatry*, 193(2), 2008,

pp. 130–3.
9. 科學作家莫・科斯坦迪（Mo Costandi）在他的部落格上，針對潘菲爾德的人生和研究做了精彩的描述：'Wilder Penfield, Neural Cartographer'. www.neurophilosophy.wordpress.com, 27 August 2008.
10. McGeoch, P. D., et al., 'Xenomelia: A New Right Parietal Lobe Syndrome', *Journal of Neurology, Neurosurgery and Psychiatry*, 82(12), 2011, pp. 1314–19.
11. Case, L. K., et al., 'Altered White Matter and Sensory Response to Bodily Sensation in Female-to-Male Transgender Individuals', *Archives of Sexual Behavior*, pp. 1–15.

第七章　露薏絲

1. *Amiel's Journal: The Journal Intime of Henri-Frédéric Amiel*, trans. Mrs Humphrey Ward, A. L. Burt Company, 1900.
2. 孟克美術館（Munch Museum）資深館長葛德・沃爾（Gerd Woll）的回憶，收錄在Arthur Lubow's *Edvard Munch: Beyond The Scream*, Smithsonian Magazine, 2006.
3. 孟克美術館的翻譯，www.emunch.no.
4. http://www.dpselfhelp.com/forum.
5. Couto, B., et al., 'The Man Who Feels Two Hearts: The Different Pathways of Interoception', *Social Cognitive and Affective Neuroscience*, 9(9), 2014, pp. 1253–60.
6. Damasio, Antonio, *Descartes' Error: Emotion, Reason and the Human Brain*, Vintage Digital, 2008.
7. 關於這個議題，你可以從下面的網址獲得更多達馬西奧提供的資訊：www.scientificamerican.com/article/feeling-our-emotions.
8. Medford, N., et al., 'Emotional Experience and Awareness of Self: Functional MRI Studies of Depersonalization Disorder', *Frontiers in Psychology*, 7(432), 2016, pp. 1–15.
9. Medford, N., 'Emotion and the Unreal Self: Depersonalization Disorder and De-affectualization', *Emotion Review*, 4(2), 2012, pp.

139–44.
10. Khalsa, S. S., et al., 'Interoceptive Awareness in Experienced Meditators', *Psychophysiology*, 45(4), 2007, pp. 671–7.
11. Ainley, V., et al., 'Looking into Myself: Changes in Interoceptive Sensitivity During Mirror Self-Observation', *Psychophysiology*, 49(11), 2012, pp. 1504–8.

第八章　葛蘭

1. Pearn, J., and Gardner-Thorpe, C., 'Jules Cotard (1840-1889): His Life and the Unique Syndrome Which Bears His Name', *Neurology*, 58, 2002, pp. 1400-1403.
2. 同前。
3. Cotard, J.-M., 'Du Délire des Négations', *Archives de Neurologie*, 4, 1882, pp. 152–70.（謝謝Jennifer Halpern幫我把這章從法語譯成英語）。
4. Pearn and Gardner-Thorpe, 同前。
5. Clarke, Basil, *Mental Disorder in Earlier Britain: Exploratory Studies*, University of Wales Press, 1975.
6. Lemnius, Levinus, *The Touchstone of Complexions*, Marshe, 1581. Title page.
7. 同前。
8. 同前，pp. 152.
9. Owen, A. M., et al., 'Detecting Awareness in the Vegetative State', *Science*, 313, 2006, p. 1402.
10. Yu, F., et al., 'A New Case of Complete Primary Cerebellar Agenesis: Clinical and Imaging Findings in a Living Patient', *Brain*, 138(6), 2015, e353.
11. 'A Magnetic Trick To Define Consciousness', *Wired*, 15 August 2013.
12. Casali, A. G., et al., 'A Theoretically Based Index of Consciousness Independent of Sensory Processing and Behavior', *Science Translational Medicine*, 5(198), 2013.

13. Koubeissi, M. Z., et al., 'Electrical Stimulation of a Small Brain Area Reversibly Disrupts Consciousness', *Epilepsy & Behavior*, 37, 2014, pp. 32–5.
14. Charland-Verville, V., et al., 'Brain Dead Yet Mind Alive: A Positron Emission Tomography Case Study of Brain Metabolism in Cotard's Syndrome', *Cortex*, 49(7), 2013, pp. 1997–9.
15. Lindén, T., and Helldén, A., 'Cotard's Syndrome as an Adverse Effect of Acyclovir Treatment in Renal Failure', *Journal of the Neurological Sciences*, 333(1), 2013, e650.
16. As referred to by Hans Forstl and Barbara Beats in 'Charles Bonnet's Description of Cotard's Delusion and Reduplicative Paramnesia in an Elderly Patient (1788) ', *British Journal of Psychiatry*, 160, 1992, pp. 4160418.
17. Ryle, Gilbert, *The Concept of Mind*, Peregrine, 1949, pp. 186-9.

第九章　喬爾

1. di Pellegrino, G., et al., 'Understanding Motor Events: A Neurophysiological Study', *Experimental Brain Research*, 91(1), 1992, pp. 176–80.
2. Perry, A., et al., 'Mirroring in the Human Brain: Deciphering the Spatial-Temporal Patterns of the Human Mirror Neuron System', *Cerebral Cortex*, 2017, pp. 1–10.
3. Blakemore, S.-J., et al., 'Somatosensory Activations During the Observation of Touch and a Case of Vision-Touch Synaesthesia', *Brain*, 128(7), 2005, pp. 1571–83.
4. Banissy, M. J., et al., 'Superior Facial Expression, But Not Identity Recognition, in Mirror-Touch Synaesthesia', Journal of *Neuroscience*, 31(5), 2011, pp. 1820–4.
5. Ward, J., and Banissy, M. J., 'Explaining Mirror-Touch Synesthesia', *Cognitive Neuroscience*, 6(2–3), 2015, pp.118–33.
6. Santiesteban, I., et al., 'Mirror-Touch Synaesthesia: Difficulties Inhibiting the Other', *Cortex*, 71, 2015, pp. 116–21.
7. Kramer, A. D. I., et al., 'Experimental Evidence of Massive-Scale Emotional Contagion Through Social Networks', *PNAS*, 111(24),

2014, pp. 8788–90.
8. Meffert, H., et al., 'Reduced Spontaneous but Relatively Normal Deliberate Vicarious Representations in Psychopathy', *Brain*, 136(8), 2013, pp. 2550–62.
9. Singer, T., and Klimecki, O. M., 'Empathy and Compassion', *Current Biology*, 24(18), 2014, R875–8.

結語

1. Beard, G., 'Remarks Upon Jumpers or Jumping Frenchmen', *Journal of Nervous Mental Disorders*, 5, 1878, p. 526.
2. Beard, G., 'Experiments with the Jumpers of Maine', *Popular Science Monthly*, 18, 1880, pp. 170–8.
3. Saint-Hilaire, M.-H., et al., 'Jumping Frenchmen of Maine', *Neurology*, 36, 1986, p. 1269.
4. 'The most easily scared guy in the world?', 14 December 2012, https://www.youtube.com/watch?v=WfQ4t2E7iAU.

錯把自己當老虎的人

九個擁有最不可思議大腦的奇人，九段非比尋常的生命故事

Unthinkable: An Extraordinary Journey Through the World's Strangest Brains

---

作　　者　海倫・湯姆森（Helen Thomson）
譯　　者　洪慧芳
文字校對　謝惠鈴
美術設計　兒日
版面構成　高巧怡
行銷企劃　林芳如
行銷統籌　駱漢琦
業務發行　邱紹溢
業務統籌　郭其彬
責任編輯　何維民
總 編 輯　李亞南

發 行 人　蘇拾平
出　　版　漫遊者文化事業股份有限公司
地　　址　台北市松山區復興北路三三一號四樓
電　　話　(02) 2715-2022
傳　　真　(02) 2715-2021
讀者服務信箱　service@azothbooks.com
漫遊者臉書　www.facebook.com/azothbooks.read
劃撥帳號　50022001
戶　　名　漫遊者文化事業股份有限公司
發　　行　大雁文化事業股份有限公司
地　　址　台北市松山區復興北路三三三號十一樓之四
初版一刷　2019 年 7 月
定　　價　台幣 380 元
I S B N　978-986-489-349-2

國家圖書館出版品預行編目 (CIP) 資料

錯把自己當老虎的人 / 海倫・湯姆森（Helen Thomson）著 ; 洪慧芳譯 . -- 初版 . -- 臺北市 : 漫遊者文化出版 : 大雁文化發行 , 2019.07 ; 320 面 ; 15×21 公分
譯自 : Unthinkable : an extraordinary journey through the world's strangest brains
ISBN 978-986-489-349-2(平裝)
1. 神經學 2. 腦部
415.9　　108009094

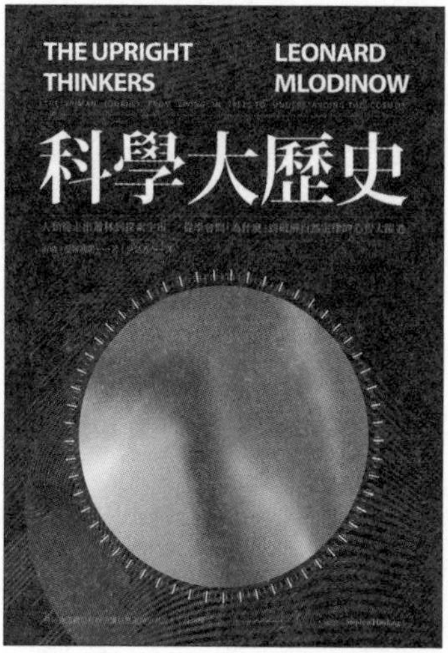

科學大歷史

人類從走出叢林到探索宇宙，從學會問「為什麼」到破解自然定律的心智大躍進

雷納．曼羅迪諾 [著]
定價**450**元

◎ 用大歷史手法描繪人類科學大躍進的重磅之作！
◎ 史蒂芬．霍金《新時間簡史》、《大設計》等書的共同作者
◎ 不只聚焦少數科學天才，深入探索影響科學思維的種種條件

當人類學會直立行走，大腦的運作從此遠遠超越了其他動物。人類成為唯一懂得問「為什麼」的動物，旺盛的求知動力，加上歷史上屢屢突破傳統思維限制的天才想像，造就了科學的驚人成就，也形塑了人類的文明！

曼羅迪諾帶我們展開一場熱情有勁的旅程，循著令人振奮的人類演進史，逐一解說科學發展的關鍵事件。過程中，他以令人耳目一新的方式，帶我們觀察人類及社群的獨到特質，瞭解究竟是什麼動力促使我們從使用石器，開始撰寫文字，並從化學、生物學、現代物理學的誕生，發展出如今的科技世界。

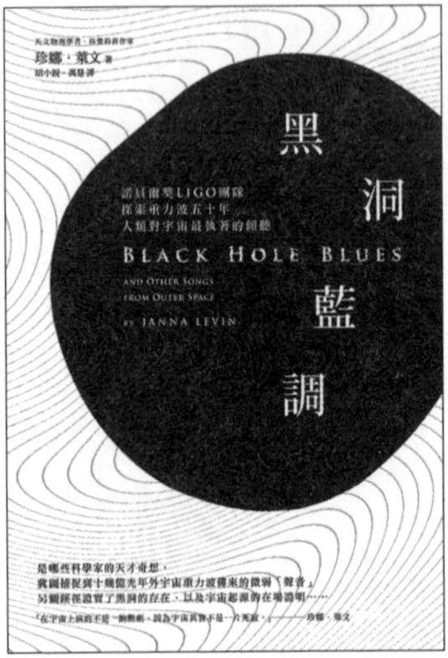

黑洞藍調

諾貝爾獎LIGO團隊探索重力波五十年，人類對宇宙最執著的傾聽

珍娜．萊文 [著]
定價360元

◎ 2017年諾貝爾物理學獎得主基普．索恩等科學家與LIGO科學家們相知相惜，才華洋溢的動人故事
◎ 證明了愛因斯坦的天才預言，補足了廣義相對論缺失的「最後一塊拼圖」
◎ 一百年來的重力波探測編年史，為人類探索宇宙生成開闢了全新的觀測方式

到底是什麼樣的瘋狂團隊做出的天才豪賭，想要在相當於地球周長一千億倍的距離範圍內，測量出比人頭髮的直徑還要小的變化？而留給測量的時間或許不到一秒鐘。而且，沒有人知道這種極微小的變化何時會發生……

本書作者珍娜．萊文先從人和故事出發，描繪了主導LIGO計畫的首席科學家們各自的文化背景與鮮明個性，如何左右計劃的成敗，彷彿是美劇《宅男行不行》的進階真人版，之後再讓科學現身，直到最後科學與人合而為一，翔實的調查與如歌的寫作，呈現近五十年來精彩的重力波科學探測史。